BETTINA UNGER | Du rockst, ich roll

Bettina Unger

Du rockst, ich roll

Mein Leben auf vier Rädern

Brigitte Buch
im
Diana Verlag

FSC
www.fsc.org
MIX
Papier aus verantwortungsvollen Quellen
FSC® C014496

Verlagsgruppe Random House FSC-DEU-0100
Das für dieses Buch verwendete
FSC®-zertifizierte Papier *Super Snowbright*
liefert Hellefoss AS, Hokksund, Norwegen.

BRIGITTE-Buch im Diana Verlag

Redaktion | Regina Carstensen
Umschlaggestaltung | Eisele Grafik·Design, München
unter Verwendung einer Illustration von © Mascha Greune, München
Autorenfoto | © Klaus Fehling
Satz | Leingärtner, Nabburg
Druck und Bindung | GGP Media GmbH, Pößneck
Printed in Germany 2012
ISBN 978-3-453-28534-7

www.diana-verlag.de

für Sandro

Inhalt

Prolog

Berlin, April 2001

Es begann ganz klassisch.

Paula hat mich zu einem der Essen eingeladen, die sie in unregelmäßigen Abständen veranstaltet. Oft sage ich kurzfristig ab, weil es mir nicht gut geht, ich nicht das Gefühl habe, mich in einer größeren Runde von Menschen behaupten zu können. Aber an diesem Abend parke ich mein Auto direkt auf dem Gehsteig vor ihrem Haus. Früher hätte ich Hemmungen gehabt, dies zu tun, heute ist es für mich selbstverständlich geworden. Nachdem ich meine Gehhilfe vom Beifahrersitz in die Hand genommen und den Wagen verriegelt habe, gehe ich langsam und vorsichtig die wenigen Schritte bis zur Haustür. Ich drücke auf den Klingelknopf, der neben dem Nachnamen meiner Freundin angebracht ist.

»Hallo?«, fragt Paula über die Sprechanlage.

»Ich bin es, Bettina«, antworte ich und stütze mich auf meine Gehhilfe.

»Warte, ich bin gleich unten.«

Mit strahlenden Augen öffnet Paula wenig später die Tür.

»Warst du beim Friseur?«, fragt sie, während sie mich eingehend betrachtet. »Sieht toll aus, die Haare ein bisschen kürzer. Hätte ich nur so schöne Locken wie du … Aber was reden wir hier draußen über Frisuren. Jetzt komm rein, ich freue mich, dass du da bist.«

Paula hält mir nicht nur die Tür auf, sie hilft mir auch beim Hinaufsteigen der Eingangstreppe. Ganz selbstverständlich, das war seit unserer ersten Begegnung nicht anders. Während sie mich begrüßt, mir zwei Küsse auf meine Wangen gibt und mich unterhakt, denke ich weiter über unsere Haare nach. Früher hätte ich viel darum gegeben, so glattes dunkles Haar zu haben wie Paula, nicht meine Locken, die in alle Richtungen standen und oft auch jeden Tag anders. Glattes, fast schwarzes Haar, das war mir immer elegant und zugleich sexy vorgekommen. Überhaupt: Mit ihrer jungenhaften Figur erinnert Paula mich oft an die französische Schauspielerin und Sängerin Charlotte Gainsbourg, nur ihr Gesicht hat etwas von einer italienischen Renaissance-Madonna.

Die Eingangstreppe ist geschafft, Paula zieht mich in den Hausflur, ich stütze mich zugleich auf meiner Gehhilfe ab. »Das Auto kann auf dem Bürgersteig stehen bleiben«, sagt sie. »Das parkt Bernhard dann später an einem anderen Ort, wo es niemanden stört oder behindert.« Bernhard ist Paulas Mann.

Wir haben das Treppenhaus erreicht. Meine Freundin klemmt sich die Gehhilfe unter die Achseln, nimmt mich fester am Arm, und wir gehen gemeinsam hinauf zu ihr in den zweiten Stock. Ich halte mich am hölzernen Handlauf des Geländers fest. Stufe für Stufe bewältige ich, spüre, wie Paula sich sofort meinem Rhythmus anpasst. Der Aufstieg ist mühsam, dauert mehrere Minuten, bis es endlich geschafft ist.

Ehrlich gesagt, mir war auch an diesem Abend nicht nach Gesellschaft. Ich hatte mich mit meinen Eltern gestritten und konnte die Gedanken daran nicht wegschieben. Es war nicht das erste Mal, dass wir uns in den Haaren hatten, und die Auseinandersetzung beschäftigte mich mehr, als mir guttat. Stets ging es um meine Zukunft – sie hatten andere Vorstellungen als ich. Die Diskussionen waren jedes Mal zermürbend und die Tage nach den Streits mehr als deprimierend. Nur mit Mühe konnte ich die vierundzwanzig Stunden bewältigen, und stets hatte ich das Gefühl, zu nicht mehr als genau diesem fähig zu sein: den Tag einfach zu überstehen. Meine Freundinnen, die nicht viel älter oder genauso alt waren wie ich, also Anfang dreißig, hatten nicht diese Probleme mit ihren Eltern. Sie vertraten ihre Meinungen selbstbewusst, aber sie waren auch nicht auf Gehhilfen, Rollstühle und andere Menschen angewiesen.

Die letzten Differenzen mit meiner Mutter und meinem Vater hatten mir besonders zugesetzt. In der vergangenen Woche hatte ich mich vollkommen eingeigelt und die Wohnung nicht mehr verlassen, nicht einmal für einen kurzen Besuch in einem Café oder zum Einkaufen. Als Paula dann anrief, um mich daran zu erinnern, dass an diesem Abend ja ein paar Freunde von ihr kämen und ich doch wohl nicht die Einladung vergessen hätte, dachte ich an die letzten einsam verbrachten Tage. Ich hatte keinen großen Appetit gehabt, und so aß ich mittags und abends lustlos Käsebrote (die Marmeladenbrote zum Frühstück waren geradezu eine Abwechslung). »Hallo, Bettina, bist du noch dran?«, fragte Paula. Schließlich gab ich mir einen Ruck und sagte, natürlich hätte ich die Einladung nicht vergessen, sie könne mit mir rechnen. Meine Stimmung würde, so überlegte ich, dadurch bestimmt nicht besser, aber wenigstens käme ich unter Leute – und die Aussicht auf ein gutes Essen erschien mir auch nicht ganz nebensächlich.

Paula öffnet die angelehnte Haustür, führt mich in den Flur. Vorher hatte sie mir meine Gehhilfe zurückgegeben. An der Garderobe hängen bereits einige Jacken, die Gästen gehören müssen. Sie sind mir fremd. Ich lehne die Stütze in eine Ecke des Flurs und überlasse der Freundin meinen schwarzen Trenchcoat, den sie zu den anderen Sachen hängt. Danach betritt sie mit mir das Wohnzimmer. An dem großen ovalen Tisch sitzen einige Leute. Auf der weißen Tischdecke registriere ich Weinflaschen, Gläser, Besteck und Servietten, eine Karaffe Wasser und Schälchen mit Nüssen. »Bedient euch«, sagt Paula und deutet auf die Sachen. Dann blickt sie mich an und fügt hinzu: »Das ist übrigens meine Freundin Bettina.« Unbekannte Gesichter sehen mich an. Paula hatte mir schon bei unserem Telefonat vor einigen Stunden erklärt, dass ich die meisten ihrer Gäste nicht kennen würde. Wissen sie etwas von meinen Problemen? Von meiner Krankheit? Noch während ich das überlege, verwerfe ich diese Gedanken. Paula hatte bestimmt nichts davon erzählt. Über andere Menschen derart zu reden, das passt nicht zu ihr. Sie ist der Ansicht, dass sich jeder sein eigenes Urteil über einen anderen bilden solle, ohne vorgefasste Charakterisierungen.

Sie verlässt das Zimmer und kommt nach einer Weile mit einem Teller Oliven, eingelegten Tomaten und Brot zurück. Es klingelt erneut. »Wenn ihr etwas anderes trinken wollt, gebt Bescheid«, sagt sie im Hinausgehen.

Verhalten bedienen sich die Gäste. Die Gespräche gehen kaum über ein »Gibst du mir bitte die Oliven?« hinaus. Ich schaue mich in der großen Wohnung um. Hohe Decken, gedämpftes Licht, über der Couch unter den beiden Fenstern ein weißer Überwurf, daneben, auf dem Boden, ein alter Tonteller mit Zitronen. Paula und Bernhard haben einen guten

Geschmack. Mir gegenüber sitzt ein Pärchen und schweigt. Die Frau heißt Imma, so stellt sie sich mir gegenüber vor. Von Imma habe ich zuvor gehört, sie sei eine alte Freundin von Paula.

»Und was machst du so?«, fragt Imma. Ich habe das Gefühl, dass sie dies nicht aus wirklicher Neugierde wissen will, sondern um nicht länger schweigen zu müssen.

»Ich will meine Doktorarbeit beginnen«, erwidere ich.

»Genau wie Paula.« Etwas mehr Interesse ist der Stimme zu entnehmen.

»Ja, genau wie Paula.«

Ich stoße diese Worte regelrecht aus, will sie am liebsten gar nicht gesagt haben, weil ich keineswegs weiter darauf eingehen will. Möglicherweise werde ich noch gefragt, über welches Thema ich promovieren will. Aber genau darüber möchte ich nicht sprechen. Die Promotion war nämlich einer der Streitpunkte mit meinen Eltern gewesen. Sie konnten nicht verstehen, warum ich mir bei meinem »gesundheitlichen Zustand so etwas antun« wolle. Ich solle doch lieber etwas »Behindertengerechtes« machen. Aber eine Promotion war angesichts meines »Zustands« genau das Passende.

Wäre mir heute danach, Small Talk zu betreiben, hätte ich Imma leicht zu einer Plauderei über dieses oder jenes einladen können, hätte ich gekonnt von der Dissertation ablenken können. Beispielsweise hätte ich erzählen können, wie ich Paula kennengelernt hatte, und dann hätte ich fragen können, bei welcher Gelegenheit sie, also Imma und Paula, sich getroffen hätten. Ja, das hätte ich tun können. Aber ich mache es nicht. Es ist mir zu anstrengend. Jedes einzelne Wort bereitet Mühen. Ich fühle mich von den Meinungsverschiedenheiten mit meinen Eltern immer noch erschöpft und wie betäubt.

Ich seufze leise und sehe mich zerstreut in der Runde um – ein höfliches Verhalten ist etwas anderes. Imma hat es sofort wahrgenommen und schaut sich ebenfalls um.

Inzwischen sind weitere Gäste eingetroffen. Zwei Paare nehmen am anderen Tischende Platz. Die jeweiligen Frauen nickten Imma und ihrem Freund zu, ohne mich zu beachten oder sich vorzustellen. Paula verschwindet mit zwei Freunden, die vor meiner Ankunft schon da gewesen waren, lachend und gestikulierend in der Küche.

Mit fragendem Blick hält mir Immas Freund die geöffnete Weinflasche hin. Ich nicke nur, ohne weiter mit ihm in Kontakt zu treten. Du hättest ruhig nach seinem Namen fragen können, rüge ich mich selbst. Doch den richtigen Moment habe ich verpasst. Er schenkt ein, und ich ergreife das Glas, trinke einen Schluck und blicke mich weiter um. Links neben dem Sofa hängt ein Gemälde. Auf grauem, flächigem Untergrund sind Teile eines Getriebes zu sehen – Motor, Schrauben, Muttern, Verbindungselemente. Links davon ist ein rotes Huhn platziert. Es kommt mir vor, als könnte mich jeder an diesem ovalen Tisch so mustern: in Einzelteile zerlegt. Ich fühle mich bloßgestellt.

Aus den Augenwinkeln beobachte ich jetzt Imma. Sie ist sehr schlank, streicht sich wieder und wieder die Bluse glatt und die Tweedhose, fast zwanghaft. Unablässig sieht sie zu ihrem Partner, wenn auch nur kurz, aber noch immer sprechen sie nicht miteinander. Anschließend beugt sie sich zu einem der Männer, mit denen Paula zuvor ins Zimmer zurückgekehrt war.

»Ciao, Bruno, wie geht's?«, fragt Imma.

»Danke, und dir?«

»Nicht anders.«

Nervös sieht sie erneut zu ihrem Freund, der allerdings weiterhin keine Regung erkennen lässt. Wenigstens bin ich nicht die Einzige, die an diesem Abend nicht sehr kommunikativ ist.

Ich trinke einen weiteren Schluck Rotwein, greife mir ein paar von den Nüssen und nehme nun Imma und Bruno unter die Lupe. Auch sie sind um die dreißig. Brunos Haare sehen so aus, als wolle er in Konkurrenz mit schwarz glänzender Kohle treten, er trägt Jeans und ein weißes, frisch gebügeltes Hemd. Imma und Bruno unterhalten sich inzwischen auf Italienisch. Ich verstehe nichts. Erneut setze ich das Glas an.

Nach jedem Schluck wird mir wohler, die anderen Gäste rücken in die Ferne.

Ich nehme wahr, wie sich die Stimmen – immerhin kommt die Unterhaltung langsam in Gang – vermischen. Einzelne Worte und Sätze kann ich nur schwer unterscheiden.

Plötzlich werde ich wieder wach. Paula stellt einen Teller Suppe vor jeden der Gäste. Minestrone mit Tortellini. Ich bin erleichtert, jetzt kann ich mich mit etwas beschäftigen, fühle mich nicht mehr verpflichtet, mich zu unterhalten. Mein Nachbar bietet mir Parmesan auf einer Reibe an, ich greife zum Käse, reibe ihn über die Suppe und lege ein Stück Brot neben den Teller. Alle löffeln nahezu still und andächtig.

»Ah – jetzt kommen die Letzten«, sagt Paula, als es abermals klingelt. Während sie zur Haustür geht, löffeln alle weiter.

»Da sind eure Plätze«, bemerkt meine Freundin, als sie erneut das Wohnzimmer betritt. Sie zeigt auf die letzten beiden freien Stühle. Begleitet wird sie von zwei Männern. Den einen kenne ich sehr gut, es ist Paulas Mann Bernhard. Wie immer hat er einen der Anzüge an, die er sich aus einem schweren Stoff nähen lässt und dessen weit geschnittene Hosen an die Dreißigerjahre erinnern. Wahrscheinlich kommt er direkt von der Arbeit, er ist bei einem IT-Unternehmen beschäftigt. Bevor er den Tisch ansteuern kann, nimmt ihn Paula zur Seite. Kurze Zeit später verlässt ihr Mann die Wohnung, ich höre die Haustür zuschlagen. Prima, denke ich, er wird jetzt mein Auto woanders parken.

»Und das ist übrigens Sandro.« Im Gegensatz zu Bernhard ist mir Sandro fremd. Mehrmals hat mir Paula von ihm vorgeschwärmt, doch bislang bin ich ihm nie bei ihren Einladungen begegnet. Sandro, so hatte sie mir berichtet, stamme wie sie aus Süditalien, jedes Treffen mit ihm würde ihr das Gefühl geben, Kontakt zur Heimat zu haben. Er trägt, wie ich feststelle, eine schwarze Lederjacke, um den Hals hat er ein rotes Nickituch gebunden, in der Hand hält er einen silbernen Motorradhelm – einen dieser lässigen Helme, die unter dem Kinn mit einem Riemen aus Leder geschlossen werden. Er scherzt mit Paula, die laut lacht. Sein Gesicht hat etwas Verschmitztes. Das gefällt mir. Richtig gut sogar.

Nach der Suppe macht Paula Platz für zwei Platten mit Lamm und ein Blech, auf dem Rosmarinkartoffeln liegen. Es duftet köstlich, und gleich darauf steigt der Geräuschpegel am Tisch. Langsam habe ich das Gefühl, mich richtig entschieden zu haben. Ich hätte etwas versäumt, wäre ich nicht hierhergekommen.

Zweimal nehme ich nach, so gut schmeckt es. Schließlich lege ich Besteck und Serviette beiseite und lehne mich zufrieden zurück. Während ich ein zweites Mal das Huhn betrachte, das in seiner roten Farbe und in seinen klaren Konturen aus dem Bild hervorsticht, lasse ich meine Gedanken fließen. Leider. Denn meine Eltern fallen mir wieder ein und unsere hitzigen Diskussionen. Seit Jahren fragen sie, wann ich denn endlich mit dem Studium fertig sei. Nicht so bald, hatte ich geantwortet und erklärt, dass ich noch meinen Doktor machen wolle. Voller Entrüstung erwiderten sie: »Doktor in Literatur? Was soll das denn sein? Das ist doch gar kein richtiger Doktor!« Und dann kam die alte Leier: warum ich denn nicht schon längst »einen Beruf« suchte, wie sie es nannten. Ich gab ihnen zu verstehen, dass ich weiter an der Uni forschen möchte, dass es genau das sei, was ich im Moment machen wolle. Wie üblich verhedderten wir uns in unseren jeweiligen Argumentationen, endeten mit Vorwürfen, die nur wehtaten. Diese Meinungsverschiedenheiten rauben meine Energie, von der ich nicht so viel habe wie andere.

Im Nachhinein betrachtet wäre es gut gewesen, ich hätte nicht auf ihr Verständnis gepocht. Dazu sind Eltern oft nicht die geeigneten Ansprechpartner. Sie lieben uns, aber das heißt nicht, dass sie die Welt anderer und deren Zusammenhänge verstehen. Besonders dann nicht, wenn man mit einer Krankheit wie MS auf einen eigenen Weg angewiesen ist, um mit ihr umgehen zu können.

Aus der Küche höre ich lautes Reden und Lachen, Teller und Tassen klirren aneinander.

»Das ist eine Spezialität meiner Oma«, ruft Sandro, als er kurz darauf mit Paula und einem Tablett mit dampfenden kleinen Tassen ins Zimmer tritt. »Das ist *cremina di caffè*«, erklärt er weiter, während er das Tablett auf den Tisch stellt und sich zu mir setzt, da mein Nachbar seinen Platz verlassen hat. »Den ersten Tropfen Kaffee, der aus der *caffettiera* steigt, in eine Tasse abgießen und ihn mit viel Zucker schlagen, schnell und mit Kraft, bis sich eine *crema densa* bildet – später gibt man diesen Schaum dann löffelweise auf den in Tassen eingeschenkten Espresso.« Sandro hat dunkelbraunes, rötlich schimmerndes gewelltes Haar, im Mund stehen kleine Zähne kreuz und quer, die Augen glänzen in einem warmen Braun, Ton in Ton mit den Haaren. Augen wie Pralinen.

Er hat CDs mitgebracht, legt, nachdem er mir eine Espressotasse gereicht hat, eine mit neapolitanischem Rock in den Player. Die Stücke erhalten mit ihren arabisch anmutenden Klängen eine eigenwillige Interpretation. Darüber liegt kämpferischer Wortgesang, den er mir übersetzt, als er erneut neben mir ist. Was er sagt, verstehe ich kaum, sehe nur seine Augen.

Plötzlich nimmt der Abend eine unerwartete Wendung. Ich höre Musik, rede mit einem Mann, der mir von Anfang an sympathisch war, und vergesse alles um mich. Erst als ich Aufbruchsgeräusche bemerke, Gläser abgestellt und Stühle auf dem Parkett nach hinten geschoben werden, schrecke ich auf. Auch ich werde mich verabschieden müssen. Und wo ist Bernhard? Schließlich ist er derjenige, der mir das Auto wieder vor die Tür bringen muss. In diesem Moment höre ich, wie Paulas Mann sagt: »Kommst du schnell mit, Sandro? Ich hole den Wagen von Bettina.«

Wider Erwarten war ich in den letzten ein, zwei Stunden in eine beschwingte Stimmung versetzt worden – doch auf einmal ist alles vorbei. In meinem Kopf rauscht es nur. Ängste tauchen auf, Scham dringt ins Bewusstsein. Brüsk erinnere ich mich an meine Gehschwierigkeiten, die mich buchstäblich seit mehreren Jahren lähmen. Ob Sandro, mit dem der Abend so angenehm und angeregt endete, wohl weiß, warum am Eingang von Paulas Wohnung eine Gehhilfe steht? Weiß er, dass es meine ist und warum ich sie benötige? Und wenn er nun den Rollstuhl im Auto sieht und sich fragt, warum der dort liegt?

1. Kapitel
Auf einmal konnte ich nicht mehr sehen

Köln, Juni 1991

Träge lagen mein Mitbewohner Kalle und ich in seinem Zimmer auf der Matratze vor dem Fernseher. Es war Sonntagabend, der Abend, an dem ich das Wochenende nach vielen Verabredungen und nächtlichen Ausflügen in verschiedene Discotheken gern zu Hause ausklingen ließ. Ich liebte es, angenehm gelangweilt bei einem *Tatort* oder einem Herz-Schmerz-Spielfilm in die kommende Woche zu gleiten. Dieses Ritual pflegte ich seit Jahren – so auch in diesem Sommer 1991. Bevor der Krimi anfing, hatte sich Kalle erhoben und war polternd zwei Treppen nach unten gegangen, in eine Imbissbude, die sich praktischerweise in unserem Mietshaus befand. Wenig später kehrte er zurück und schüttelte die strähnigen Haare mit einer gekonnten Bewegung aus dem Gesicht. »So«, sagte er zufrieden, stellte einen Stoffbeutel ab und zog sich die Trainingshosen höher. »Einmal Pommes weiß für dich und einmal Pommes rot für mich.« Außerdem platzierte er noch zwei Flaschen Bier neben seine Bettseite – wunderbar, nichts sprach gegen einen entspannten Abend. Kalle studierte an der Kölner Sporthochschule, was aber nicht bedeutete, dass er sportlich aussah. Dem Klischee gemäß trug er zwar am liebsten Sporthosen, aber die weiten T-Shirts verhüllten kaum seinen Bauch.

Aber auch ich machte es mir in den eigenen vier Wänden kleidungsmäßig gern bequem. Die engen Jeans hatte ich an diesem Abend ausgezogen. Meine Freundin Martha lachte später immer über meine »Hausklamotten«. Am liebsten trug ich in der Wohnung tatsächlich Leggings oder wie damals die alten schwarzen Frotteehosen. »Lass uns doch mal eine Pyjamaparty machen«, schlug Martha vor. Aber die Vorstellung, im Schlafanzug eine Party zu feiern, fanden wir nie ernsthaft eine gute Idee.

Kalle und ich entschieden uns nach kurzer Überlegung doch gegen den *Tatort*, auf einem anderen Kanal lief ein vielleicht viel spannenderer Film: *Der Name der Rose*, gedreht nach dem Roman von Umberto Eco. Doch während der Held in diesem Mittelalterkrimi den Mörder suchte – die Pommes hatte ich längst aufgegessen –, konnte ich mich nicht auf die Handlung konzentrieren, selbst nicht auf Sean Connery, der die Hauptfigur darstellte, den Mönch William von Baskerville. Denn mitten in dem Film bemerkte ich plötzlich, dass ich das Bild auf dem Fernseher nur verschwommen sah. Ich blinzelte, denn ich traute meinen Augen nicht mehr. Es gab schon einige sehr dunkle Szenen, aber so ohne Konturen war der Franziskanermönch bislang nicht auf dem Bildschirm erschienen, oder doch? Schließlich kniff ich das rechte Auge zusammen und verfolgte den Film mit dem linken. Danach versuchte ich es andersherum: Ich legte eine Hand über das linke Auge und sah den nächsten Mord mit rechts. Im Wechsel überprüfte ich meine jeweiligen Sehleistungen, verglich beide. Wie oft ich auch die eine oder andere Alternative ausprobierte, es bestand kein Zweifel: Ein grauer Schleier hatte sich über ein Auge gelegt, meine Sicht war auf der linken Seite eingetrübt.

Beunruhigt berichtete ich Kalle davon.

»Du, ich glaube, ich kann mit meinem linken Auge nicht mehr richtig sehen.«

Mein Mitbewohner lag bäuchlings auf der Matratze, sein Kopf steckte fast im Fernseher, eine Flasche Bier in der Hand. Kurz drehte er den Kopf zu mir und schaute mich verständnislos an. Mit leicht gläsernem Blick winkte er schließlich ab. Schon war sein Gesicht wieder Richtung Bildschirm orientiert. Er wollte den spannenden Film weiterverfolgen, dieses Signal war nicht zu ignorieren. Ich ärgerte mich, dass er nicht so reagierte, wie ich es mir vorstellte, blieb aber stumm. Vielleicht war ich einfach nur zu hysterisch. Also überprüfte ich ein weiteres Mal, ob ich auf dem einen Auge, dem linken, immer noch nicht richtig gut sah. Es hatte sich nichts geändert. Was war das? Was hatte das zu bedeuten? Das war doch nicht möglich! Ich war besorgt, auch fassungslos, spürte eine Leere in mir, da ich keine Antworten auf all diese Fragen fand. Wenn ich mich irgendwie schlecht gefühlt hätte, wäre das vielleicht zu verstehen gewesen. Aber so? Erneut versuchte ich bei meinem Mitbewohner eine Reaktion zu erwirken.

»Kalle, anscheinend stimmt mit meinem linken Auge wirklich etwas nicht.«

Statt meine Besorgnis zu teilen, kommentierte er lapidar: »Geh morgen zum Arzt, jetzt kannst du eh nichts machen.«

Ich war irritiert. Kalle hatte recht damit, dass ich momentan nichts ausrichten konnte. Im Rückblick verstehe ich aber nicht, warum ich nicht auf die Idee kam, mir sofort ärztlichen Rat zu holen und mehr Klarheit zu verschaffen. Ich hätte den Notarzt rufen oder zur Notaufnahme in die Uniklinik gehen können. Wozu lebte ich in Köln, wo es solche Einrichtungen gab. Auf jeden Fall hätte ich eine Freundin anrufen sollen, um es ihr zu erzählen … Aber ganz so einfach wäre das nicht gewesen. Noch kannte ich zu wenig Menschen in dieser Stadt, die ich als wirkliche Freunde bezeichnen konnte. Martha lernte ich erst ein halbes Jahr später kennen, und Gilbert, mit dem ich mich in letzter Zeit öfter traf, war mir nicht vertraut genug.

Im Grunde fühlte ich mich selbst zu träge, um aktiv zu werden. Genauer gesagt befand ich mich in einer Angststarre, war viel zu benommen, um etwas zu unternehmen. War das lange Feiern am Abend zuvor vielleicht zu exzessiv gewesen? Ich ging häufig weg, genoss es, laute Musik zu hören und mich melancholischen Gitarrenriffs hinzugeben. Und gestern war es tatsächlich sehr lange geworden und sehr alkoholschwanger gewesen. Außer mir und Gilbert hatten sich nur noch zwei, drei weitere Gäste vor der langen Theke in der schmalen Bar aufgehalten. Hinter den großen und tiefen Fensterscheiben sahen wir, wie die Straßenlaternen ausgingen, das Tageslicht hellgrau wurde. Vor mir leuchtete sein fast feminin zu nennendes, androgynes Gesicht unter den dunklen, dichten Locken auf. Wir rauchten eine letzte Zigarette. Auf der Straße zogen wir dann die Schultern hoch, verabschiedeten uns und gingen mit schnellen Schritten zu unseren Fahrrädern. Seine schmale, sehnige Erscheinung verschwand in der Ferne.

Das Fernsehbild blieb und blieb unklar. Nochmals schloss ich ein Auge nach dem anderen. Unverändert sah ich links nur diffuse Umrisse, als hätte ich etwas vor der Pupille, das mir die Sicht trübte. Ich hoffte, dass sich die Augen beruhigen würden, bekäme ich diese Nacht genügend Schlaf. Damals konnte ich nicht ahnen, was dieses Ereignis nach sich zog. Heute weiß ich, warum ich mit dem einen Auge kaum etwas wahrnahm. Vor allem weiß ich heute auch, um wie viel leichter manches wird, wenn man sich von anderen beistehen lässt. Wenn ich schon nicht unverzüglich aktiv wurde und einen Arzt rief, so wäre ich doch um vieles beruhigter gewesen, wäre jemand mit mir am nächsten Tag zu einem Mediziner gegangen.

»Kalle, kommst du morgen mit mir zum Arzt?« Das hätte ich meinen Mitbewohner fragen können, und sicher hätte er mich begleitet. Aber dieser Gedanke kam mir nicht. Wie auch? Bis dahin konnte ich die Tage, an denen ich seit Teenagerzeiten krank im Bett lag, an einer Hand abzählen. Folglich war ich nie auf die Hilfe anderer angewiesen gewesen.

Am nächsten Tag lag im mittleren Sichtbereich des linken Auges weiterhin ein breiter grauer Balken. Die Tür von Kalles Zimmer stand offen; er war schon weg, auf dem Weg zur Sporthochschule. Wie in Trance füllte ich die Kaffeemaschine. Um kurz nach neun Uhr verließ ich selbst das Haus. Mit einem ganz bestimmten Ziel. Wenn ich auch nicht den Einfall hatte, jemanden mitzunehmen, so wollte ich dennoch einen Arzt aufsuchen.

Es war ein klarer Morgen. Durch den Grauschleier nahm ich die Straßenszenerie eher verschlafen wahr, die Gegend war mir zu vertraut, um mich unsicher zu fühlen. Wir wohnten in Köln-Ehrenfeld, in einer kleinbürgerlichen Gegend. Studenten, Türken, Alteingesessene, ältere Menschen. Doch als ich zu meinem Fahrrad ging, stieg ein verstörendes Gefühl in mir hoch. Auf einmal war ich merkwürdig beunruhigt, entsprechend konzentriert radelte ich die Hauptstraße entlang. Kaum Altbauten, viele dreistöckige Gebäude aus den Fünfzigerjahren. Wenige Menschen begegneten mir unterwegs. Sie kamen mit einer Tüte Brötchen unterm Arm vom Bäcker oder mit der örtlichen Zeitung in der Hand von einem der vielen »Büdchen«. Vor den Kiosken standen zwei, drei Männer, rauchten und hatten bereits eine Flasche Bier in der Hand.

Ich fuhr nur wenige hundert Meter bis zu dem Neubau, in dessen Erdgeschoss sich der Discounter befand, in dem ich stets einkaufte. In den Stockwerken darüber befanden sich verschiedene Arztpraxen. Vor einigen Monaten hatte ich über zwei Wochen starke Halsschmerzen gehabt und dort – ein Tipp von Kalle – eine Hausarztpraxis aufgesucht. Das war das einzige Mal gewesen, dass ich in Köln einen Arzt benötigt hatte. Mein Vater ist selbst Mediziner, und seit ich denken kann, hatte ich medizinische Fragen immer ihm gestellt. Als ich älter wurde, ging ich bei Schnupfen, Kopfschmerzen und ähnlichen kleineren Beschwerden einfach in eine Apotheke und holte mir ein Arzneimittel dagegen. Etwas anderes hätte er mir auch nicht raten können, das hatte ich inzwischen gelernt. Nun schien meine Sehstörung aber kein Schnupfen zu sein. Trotzdem hatte ich ihn an diesem Montagmorgen nicht angerufen. Mein Vater ist Facharzt für innere Medizin – ich wollte mich zuerst bei jemandem informieren, der sich mit den Augen auskannte.

Die Praxis des Augenarztes befand sich im zweiten Stock. Nachdem ich mein Fahrrad angeschlossen hatte und die Treppen hinaufgelaufen war, betätigte ich den Türsummer. Als ich die Tür öffnen konnte, betrat ich eine kleine, aber sehr helle Praxis. Obwohl ich nicht angemeldet war, nahm man mich als Patientin an. Die Sprechstundenhilfe bat mich nur, im Wartezimmer Platz zu nehmen. Ich stellte mich darauf ein, dass ich wohl Stunden hier sitzen müsste, doch es dauerte nicht lange, bis ich dem Augenarzt schildern konnte, was bei mir seit dem vorigen Abend über einem Auge lag.

»Hmm …« Dr. Jonas, ein ungefähr vierzigjähriger Mann, sah mich unter dem blonden Haarkranz mit hochgezogenen Augenbrauen an. Er holte eine kleine Lampe aus einer seiner weißen Kitteltaschen, beugte sich zu mir und leuchtete mir in die Augen. »So kann ich nichts erkennen«, meinte er nach einer Weile. Um genauer ins Auge sehen und den Augenhintergrund untersuchen zu können, müssten die Pupillen erweitert sein, erklärte er weiter. Er müsse mir deshalb Tropfen in die Augen träufeln. Ich nickte, und während er sich daranmachte, die Tropfen aus einem Schrank zu holen, fügte er hinzu: »In zehn Minuten wissen wir mehr.«

Während dieser Zeit setzte ich mich erneut ins Wartezimmer, das neben dem Behandlungsraum lag. Mechanisch griff ich nach einer Zeitschrift, blickte auf Buchstaben und Fotos, die ich nicht scharf stellen konnte. Da mir bei meinen Sehversuchen leicht übel wurde, legte ich das Heft zurück. Es musste an den Tropfen liegen, denn ich wurde auch zunehmend lichtempfindlicher und sah immer schlechter. Irritiert verengte ich die Lider und schaute mich um. Schemenhaft registrierte ich zwei oder drei weitere Patienten. Ich hatte das Gefühl, als würden mich unsichtbare Mauern umgeben. Ich fühlte mich schutzlos, allein.

»Sehnerventzündung«, diagnostizierte Dr. Jonas später, als ich abermals in seinem Behandlungszimmer war. Als Tochter eines Arztes, also medizinisch vorgebildet, glaubte ich, mir darunter etwas vorstellen zu können. Als junges Mädchen hatte ich meinen Vater mit Fragen gelöchert und zu allem, was mir ungewöhnlich vorkam, eine Erklärung gewünscht. Ich wusste, was das Wort »Entzündung« bedeutete. Mit einer solchen, hatte mir mein Vater erklärt, reagiert der Körper auf eine Störung von außen und versucht sie zu beseitigen. Doch dass auch Nerven sich entzünden konnten … Dr. Jonas redete mir gut zu. Warum der Sehnerv entzündet war, konnte er mir aber ebenso wenig sagen. »Wahrscheinlich ist der Grund verklumptes Blut«, mutmaßte er. Wichtig sei jetzt vor allem, dass es sich schnell auflöse und ich wieder sehen könne. »Verklumptes Blut« – mit dieser Formulierung konnte ich nun überhaupt nichts anfangen, schon gar nicht im Zusammenhang mit entzündeten Nerven.

Während der Augenarzt mich beruhigend ansah, erwähnte er jedoch etwas, das mich endgültig alarmierte. Er sagte, ich solle so schnell wie möglich in ein Krankenhaus gehen und mich mit Cortison behandeln lassen. Noch bevor er diesen Satz ausgesprochen hatte, griff er zum Telefonhörer und organisierte ein Bett in einer Klinik. Ich hörte, wie er zum Schluss sagte: »Ja, richtig, die Patientin benötigt eine Cortisontherapie.« Hilflos betrachtete ich, wie das große Modell eines Auges, das neben dem Telefon auf dem Schreibtisch von Dr. Jonas stand, vor mir verschwamm. Die Worte »Krankenhaus« und »Cortisontherapie« hallten in mir nach. Ich verstand nichts, nur dass mir gerade etwas Gravierendes widerfuhr.

Mein Kopf fühlte sich an, als würde er einzig aus Watte bestehen, zugleich legte sich aber nach und nach ein eiserner Ring um die Schläfen. Die Sicht neben dem grauen Schleier zusätzlich noch durch erweiterte Pupillen und Tränen getrübt, schob ich, nachdem ich mich von Dr. Jonas verabschiedet hatte, mein Rad nach Hause – ich wagte es nicht, aufs Fahrrad zu steigen und in die Pedale zu treten. Was ging da gerade vor sich? Was hatte das alles zu bedeuten? Ich war nicht in der Lage zu begreifen, was ich gerade gehört hatte. Warum hatte ich den Augenarzt nicht gefragt, weshalb er Cortison für notwendig hielt? Eigentlich hatte ich kaum gefragt.

Als ich unsere Wohnung betrat, war Kalle immer noch nicht da. Eigentlich war das zu erwarten gewesen. Ich hatte kaum zwei Stunden bei dem Augenarzt zugebracht, und mein Mitbewohner kehrte selten vor dem Nachmittag von seinen Seminaren und Trainingsstunden an der Sporthochschule zurück. Auf dem Küchentisch stand meine Kaffeetasse, die ich vorhin benutzt hatte. Der restliche Inhalt war inzwischen kalt geworden. Kurz schluchzte ich laut auf, dann schrieb ich einen Zettel: »Bin im Ehrenfelder Krankenhaus.« In meiner Verzweiflung kam ich mir sehr dramatisch vor.

Die Klinik in unserem Stadtviertel war ein alter Klinkerbau. »Anmeldung« war auf einer Tafel zu lesen, und ich folgte dem Pfeil. Eine freundliche Dame stellte die Unterlagen für mich zusammen, und mit der Patientenmappe unter dem Arm ging ich danach durch den Eingangsbereich. Suchend sah ich mich nach der Station um, zu der mich die Frau von der Anmeldung geschickt hatte.

»Tine! Hallo!«, rief auf einmal eine männliche Stimme. Es war Kalle, der mit dem Fahrradschloss in der Hand neben mir auftauchte. »Was machst du denn für Sachen?«

Als ich ihn sah, weinte ich vor Erleichterung.

»Gib her«, sagte er und griff nach meinem Rucksack, in den ich vor meinem Aufbruch ein paar T-Shirts, Leggings und Waschzeug gepackt hatte. »Ich bring dich zur richtigen Station.«

Auf der Station 3 vermuteten die Ärzte nach dem ersten Anamnesegespräch, nach der ersten Befragung über das, was mir passiert war, eine Thrombose.

»Was ist eine Thrombose?«, fragte ich einen Assistenzarzt.

»Ein Blutgerinnsel, ein Thrombus«, erklärte Dr. Klinger, ein schmaler Mann mit dunklen Ringen unter den Augen. »Der hat sich in einem Gefäß gebildet, und dieser Blutklumpen verhindert den Blutfluss.« Dadurch sei bei mir das Auge nicht ausreichend durchblutet.

»Und Cortison soll ich bekommen, damit sich dieser Klumpen auflöst?« Langsam hatte ich meine Sinne wieder beisammen.

»Genau. Wir geben Ihnen Cortisoninfusionen, um den Blutpfropfen zu beseitigen«, führte er aus. »Dafür müssen Sie aber ein paar Tage im Krankenhaus bleiben. Doch versprochen, danach wird es Ihnen besser gehen.«

Das klang wenigstens einmal wirklich beruhigend.

Dr. Klinger brachte mich nach der Aufnahme zu einem engen Dreibettzimmer. Gut gelaunt begrüßten mich zwei ältere Frauen mit einer nahezu identischen lilastichigen Frisur. Den in großen Wellen gelegten Kurzhaarschnitt der beiden schien gerade ein Friseur bearbeitet zu haben. Vielleicht sogar derselbe?

»Ich komme später wieder«, sagte Kalle, nachdem ich ihm in einer Kurzversion alles erzählt hatte, was ich bislang erfahren hatte. Kalle hatte solange auf dem Flur auf mich gewartet, nun drückte er mich zum Abschied. »Brauchst du etwas?« Ich schüttelte den Kopf.

Dr. Klinger nahm mir noch Blut ab und legte mir eine lange Nadel für die Cortisoninfusionen. Das alles erledigte er, während ich schon in meinem Bett lag.

Zum Glück waren Helga und Gisela, die beiden Damen mit dem lilastichigen Schopf, sehr warmherzig und verbreiteten im Zimmer eine heitere Stimmung. Wie ich lebten sie in Ehrenfeld. Sie trugen eine Lesebrille auf der Nase, lasen mit Vorliebe das *Goldene Blatt* oder ähnliche Frauenzeitschriften und machten einen patenten Eindruck.

In unserem Zimmer lief fast den ganzen Tag der Fernseher. Jeden Morgen sahen wir die Sendung *Glücksrad*. Tag für Tag konnte ich vergleichen, wie ich mit dem einen und wie mit dem anderen Auge sah. Dabei stellte ich fest: Fernsehen ging immer besser. Lesen fiel mir dagegen weiterhin schwer. Ich vermochte nur einäugig die Buchstaben zu entziffern, und das ermüdete mich schnell.

Kalle kam täglich vorbei. Außerdem hatte er alle Menschen angerufen, die er in meinem Adressbuch gefunden hatte. Ich wunderte mich, wen er alles informiert hatte. Ich war ja erst ein paar Monate in Köln, zuvor hatte ich in Paris als Lehrerin an einer Schule gearbeitet. Köln hatte ich gewählt, weil es eine der größeren deutschen Städte ist, die relativ nahe an Frankreich liegen. Hamburg und Berlin wären eindeutig die interessantere Wahl gewesen, aber sie waren viel zu weit weg, Hunderte von Kilometern entfernt von Paris und auch von Süddeutschland, wo meine Eltern lebten und ich aufgewachsen war.

Was ich ihm hoch anrechnete: Kalle hatte in meiner Not seine Trägheit und Stoffeligkeit abgeschüttelt, kümmerte sich um alles, sogar darum, dass Gilbert eines Tages an meinem Krankenbett stand, genauer gesagt schon am ersten Abend.

»Mensch, was ist los mit dir?«, fragte er, als er in Jeans und blau-weiß geringeltem T-Shirt erschien. Seine Matrosenjacke legte er ans Bettende, dann sah er mich eindringlich an.

Ich erzählte ihm von meinem Erlebnis beim Fernsehen. »Und dann merkte ich auf einmal, dass ich mit dem linken Auge so gut wie nichts mehr erkennen konnte.«

»Was?«, rief Gilbert. »Das ist ja furchtbar!«

»Ja, allerdings«, bestätigte ich und schilderte ihm, wie ich den ganzen Abend lang meine Sehstärke überprüft hatte.

»Und Kalle?« Gilbert hörte mit besorgtem Blick zu.

»Du kennst ja Kalle … Der wollte fernsehen und nahm mich nicht ernst.«

Gilbert schüttelte den Kopf und fragte: »Und bislang hat sich nichts verändert?«

»Nein, nicht wirklich.«

»Und was nun? Was haben die Ärzte gesagt?«

Ich erzählte, dass ich ein paar Tage in der Klinik bleiben müsste. »Durch das Cortison soll es schnell mit mir bergauf gehen«, fügte ich hinzu.

»Ich hoffe, das Medikament hilft wirklich«, erwiderte Gilbert.

Jetzt vertraute ich ihm meine größten Befürchtungen an: »Anfangs hatte ich solche Angst, dass es schlimmer und schlimmer wird, sich meine Augen niemals mehr bessern würden und ich am Ende blind werde. Erblindungen durch Krankheiten kommen ja immer wieder vor.«

»Schreckliche Vorstellung, wenn man plötzlich nicht mehr richtig sehen kann«, sagte Gilbert. Er wusste, wovon er sprach. Er war Grafikdesigner und arbeitete an seiner Mappe für die Aufnahme an der Kunsthochschule in Düsseldorf. Er konnte sich gut vorstellen, was es bedeutete, seine Umgebung nicht mehr erkennen zu können. »Doch die Ärzte sind sich sicher, dass dies bei dir nicht der Fall sein wird?«

»Dr. Klinger, der mich hauptsächlich untersucht hat, konnte mich da beruhigen. Ich denke, hier im Krankenhaus wird alles gut. Außerdem telefonierte ich vorhin mit meinen Eltern. Mein Vater versicherte mir ebenfalls, dass ich durch die Cortisonbehandlung bald so normal sehen könne wie zuvor.«

Und tatsächlich: Nach vier Tagen hatte ich eine balkenfreie Sicht, so wie man es mir prognostiziert hatte. Und genau zu dieser Zeit, also am Freitag, reisten meine Eltern aus der Nähe von München an.

»Nein!«, sagte ich und sprang vom Stuhl auf. Gerade hatte ich am Tisch unseres Dreibettzimmers gesessen und in einer von Giselas Zeitschriften geblättert. »Das ist jetzt aber eine Überraschung … Sagtet ihr nicht, ihr könntet die Praxis nicht schon am Freitag zumachen?«

Meine Mutter umarmte mich, drückte mich fest an sich. Der Spuk war für mich nun endgültig vorbei: Ich konnte wieder sehen – und meine Eltern waren angereist. Zwar hatte ich, seit ich im Krankenhaus war, täglich mit ihnen gesprochen, aber glaubte nicht, dass sie vor Samstag erscheinen würden. Als sie dann früher erschienen, war ich so erleichtert, sie zu sehen. Was ich gerade erlebt hatte, war zu fremd und verunsichernd gewesen, um damit ohne die familiäre Unterstützung zurechtzukommen. Die vergangenen Tage hatte ich mich allen Besuchen zum Trotz sehr allein gefühlt. Erleichtert war ich aber auch aus einem anderen Grund: Mein Vater konnte nun von Arzt zu Arzt mit den mich behandelnden Medizinern sprechen. Noch immer war mir nicht richtig klar, warum ich plötzlich nichts mehr hatte sehen können und was die Ursache dafür war. Aber um es vorwegzunehmen: Letztlich brachte er ebenfalls nichts Konkretes in Erfahrung.

An diesem Freitag – am darauffolgenden Montag sollte ich entlassen werden – wollte Dr. Klinger noch ein Abschlussgespräch mit mir führen.

»Warum konnte ich auf einmal nicht mehr sehen?«, fragte ich ihn ein weiteres Mal. »Das passiert doch nicht einfach so, das muss doch einen Auslöser haben!«

»Das kann ich Ihnen wirklich nicht sagen. Ich kann Sie nur bitten, die weiteren Fragen ambulant zu klären«, erwiderte er.

»Was meinen Sie damit, ›ambulant klären‹?« Gerade hatte ich erneut Mut gefasst, nun schien auf einmal alles wieder seltsam befremdlich. »Ist ein Abschlussgespräch nicht dazu da, genaue Auskunft darüber zu erhalten, auf was ich in Zukunft zu achten habe, damit nicht noch einmal etwas Derartiges geschieht?«

»Das ist richtig, aber ich kann Ihnen nichts Genaueres sagen. Besprechen Sie alles Weitere mit Ihrem Hausarzt und ziehen Sie eventuell noch einen Facharzt zurate.«

Mit diesen Worten wünschte er mir alles Gute und verschwand aus dem Krankenzimmer.

Ich hakte jetzt nicht nach, insistierte nicht darauf, in Erfahrung zu bringen, warum ein Hausarzt und sogar ein Facharzt notwendig waren. Eigentlich hätte ich auch nachfragen müssen, welche Art Facharzt er meinte. Meine anfängliche Verwirrung schüttelte ich ab, war in diesem Moment nur froh darüber, dass ich meine Sehkraft wiedererlangt hatte. Und das so schnell. Eine genauere Diagnose war mir weniger wichtig als der Wunsch, die schrecklichen Tage so schnell wie möglich zu vergessen.

Daran hinderte mich allerdings mein Vater. Eindringlich bat er mich, als er und meine Mutter mich am Wochenende in der Klinik besuchten, die Ursache genauer abzuklären. Die ausweichenden Erläuterungen von Dr. Klinger, mit dem er mehr oder weniger ergebnislos gesprochen hatte, besorgten ihn. Eine Thrombose als Grund für die Sehstörung, dies überzeugte ihn nicht.

»Oder nimmst du inzwischen die Pille?«, fragte er.

»Nein«, sagte ich. »Aber was hat die Pille mit Sehstörungen zu tun?«

»Eine ihrer möglichen Nebenwirkungen ist eine Blutverdickung. So können sich Thrombosen an allen möglichen Stellen bilden. Aber egal, eine Sehnerventzündung kann mehrere Gründe haben: Es kann sich um eine Infektion handeln, auch um eine Vergiftung – etwa durch Alkohol. Oder …« Mein Vater redete nicht weiter, aber ich nahm das nicht wahr, sondern dachte über das nach, was ich gerade gehört hatte. Das klang alles nicht besonders gut. Hatte ich eine versteckte Infektion, die in mir brütete? War es etwa doch der viel zu viele Alkohol gewesen? Aber in meinem Fall von Vergiftung zu sprechen – nein, das war jetzt wirklich übertrieben. Schließlich argwöhnte mein Vater, es könne sich um eine Borreliose handeln.

»Warst du denn im Wald spazieren?«, fragte er.

»Im Wald? Du weißt doch, dass ich lieber durch Städte spaziere.«

»Bist du denn sicher, dass du nicht von einer Zecke gebissen wurdest?«

»Also, Wald: Nein, da war ich nicht. Aber Park: ja. In der Nähe meiner Wohnung ist einer, da habe ich mich des Öfteren in den Tagen vor dieser Sehblockade aufgehalten. Doch Zecken im Park? Ich habe nie gehört, dass es in der Stadt Zecken gibt.«

»Gibt es aber. Die Viecher können überall dort sein, wo Bäume wachsen und Wiesen blühen. An deiner Stelle würde ich auf jeden Fall einen entsprechenden Bluttest machen«, fuhr mein Vater fort, »denn eine Entzündung, wie du sie hast, kann durch Zecken übertragen werden.«

»Und wie geschieht das? Wie stelle ich mir das vor?«

»Borreliose ist eine Infektionskrankheit, die durch von Zecken übertragene Bakterien ausgelöst wird.«

»Und dadurch kann es passieren, dass sich wie bei mir der Sehnerv entzündet?«

»Eine Borreliose kann sich auf verschiedene Arten manifestieren«, bemerkte mein Vater ernst und setzte zu einem längeren Vortrag an. Er erzählte von Enzephalitis, also Hirnhautentzündung, von Grippesymptomen wie Schüttelfrost, Fieber, aber auch von neurologischen Ausfallerscheinungen wie Lähmungen und Gleichgewichtsstörungen.

Das klang nicht minder beunruhigend. Aber ich hatte keine

erhöhte Temperatur, und die Bluttests, die man im Krankenhaus gemacht hatte, waren in Ordnung gewesen.

»Und was gibt es noch für Erklärungen?«, fragte ich bohrend nach.

Mein Vater seufzte, dann bemerkte er sachlich und knapp: »Wenn es keine Bakterien sind, dann solltest du überprüfen lassen, ob die Entzündung mit den Nerven zusammenhängt. Ich könnte die Möglichkeit einer Entmarkungskrankheit anführen.«

Diesen Ausdruck hatte ich noch nie vernommen. »Entmarkungskrankheit?« Langsam schwirrte mir der Kopf von so vielen neuen Begriffen und Krankheiten.

»Das hat mit einer Schädigung oder Zerstörung der Nervenzellen zu tun«, belehrte mich mein Vater. Meine Mutter hatte mich die ganze Zeit über nur schweigend angesehen.

»Und wie nennen sich die damit verbundenen Krankheiten?« Vielleicht, so hoffte ich, konnte ich mir dann etwas mehr darunter vorstellen.

»Das Guillain-Barré-Syndrom, das Miller-Fisher-Syndrom, Neuromyelitis optica – alles komplizierte Fälle …« Da hatte er recht, zu meiner Erkenntnis trugen die Namen nichts bei. »Aber am wahrscheinlichsten wäre eine viel häufiger auftretende Krankheit.« Er machte eine Pause. »Soll ich ehrlich sein?«

»Natürlich sollst du das sein, du bist doch auch zu deinen Patienten immer ehrlich. Das hast du jedenfalls gesagt, dass es dir nicht möglich sei, sie anzulügen.«

»Nun gut. Du willst meine Meinung wissen, und ich sage dir meine Meinung: Es könnte MS sein.«

MS, also Multiple Sklerose. Bei diesen Worten blickte ich meinen Vater abwehrend und voller Angst an. Meine Furcht, das Augenlicht zu verlieren, war inzwischen aus der Welt. Aber bei dieser Überlegung meines Vaters sah ich sofort den farblosen dünnen Mann im Rollstuhl vor mir, der in der bayerischen Kleinstadt lebte, in der ich aufgewachsen war, und MS hatte. Als ich ihn bemerkte, war er schon lange krank. Wegen dieser Diagnose hatte er seine Ausbildung als Tischler nicht fertig machen können und lebte bei seinen Eltern. Ich kannte ihn nur vom Sehen, aus der Ferne. Als Kind beobachtete ich neugierig, wie er im Rollstuhl geschoben wurde. Fragend blickte ich zu meiner Mutter hoch. Wir waren beim Einkaufen und sahen vom Parkplatz aus, wie die Eltern ihren erwachsenen Sohn spazieren fuhren. »Schau nicht so zu dem Mann!«, sagte meine Mutter bestimmt und hob energisch die Einkaufstüten in den Kofferraum. »Das da drüben ist Bernd Müller, eine traurige Geschichte. Der Bernd ist sehr krank. Er ging mit Papa in die Schule. Dann bekam er MS, und seit einigen Jahren sitzt er im Rollstuhl. Er kann sich kaum noch bewegen.«

Zu Hause wollte ich von meinen Vater mehr über Bernd wissen, wollte erfahren, was denn MS sei.

»MS steht für Multiple Sklerose«, erwiderte er auf meinen fragenden Blick. »Das ist eine Nervenkrankheit, eine Erkrankung des zentralen Nervensystems, die viele Menschen in jungen Jahren bekommen. Bei der Hälfte aller Betroffenen beginnt sie vor dem dreißigsten Lebensjahr, also zwischen zwanzig und dreißig. Sie ist der Grund, warum der Bernd jetzt gelähmt ist und im Rollstuhl sitzt. Bei ihm hat die Krankheit einen schweren Verlauf genommen, das muss aber nicht immer so sein.«

Nach dem Wochenende in Köln reisten meine Eltern ab. Übernachtet hatten sie in meinem WG-Zimmer, Kalle hatte sogar für sie gekocht. Zum Wochenbeginn ging ich nach dem besorgniserregenden Gespräch mit meinem Vater zu Kalles Hausarzt. Er sollte weitere Blutuntersuchungen vornehmen, was er auch tat. Die Tests ergaben, dass keine Borreliose-Bakterien in meinem Körper vorhanden waren. Also kamen sie nicht als Grund für die Entzündung infrage. Eine gute Nachricht, wie mir schien, aber nur auf den ersten Blick.

Nachdem ich das Ergebnis hatte, rief ich meinen Vater an und teilte es ihm mit.

»Gott sei Dank«, sagte er. »Das wäre wirklich keine gute Diagnose gewesen.«

Was er damit meinte, wollte ich nicht von ihm in Erfahrung bringen. Dazu hatte ich gar keine Zeit, denn schon im nächsten Augenblick bat er mich, eine weitere Möglichkeit abzuklären. »Geh zum Neurologen.« Damit war wohl der Facharzt gemeint, den mir Dr. Klinger empfohlen hatte. Mir schauderte. Mit der Aufforderung, einen Neurologen aufzusuchen, wurden die Mutmaßungen meines Vaters wieder aktuell, es könne sich um MS handeln – oder besser gesagt, um den Beginn einer Multiplen Sklerose. Plötzlich fiel mir zum Thema MS etwas ein, an das ich jahrelang nicht mehr gedacht hatte. Als mein Vater mir damals erklärte, warum Bernd Müller im Rollstuhl saß, führte er an, dass Männer deutlich seltener als Frauen daran erkrankten. Frauen hätten nämlich doppelt so häufig Multiple Sklerose wie Männer. Das Verhältnis zwischen Frauen und Männern würde 2:1 betragen. Nein! Das durfte nicht sein! Diese Zahlen sagten nichts aus – auch wenn ich fast in dem richtigen Alter war und zudem das richtige Geschlecht hatte …

2. Kapitel
Im Diagnosekarussell

Köln, Winter 1991

In den folgenden Tagen versuchte ich das Krankenhaus zu vergessen. An lauen Sommerabenden saß ich mit Gilbert im Park oder in Hinterhöfen von irgendwelchen Freunden und Bekannten, wir tranken Bier und sprachen über alles Mögliche. Da ich froh war, wie zuvor alles hervorragend und scharf erkennen zu können, wollte ich mich nicht mehr über diese merkwürdige Sehschwäche auslassen. Aber Gilbert ließ nicht locker und wollte Genaueres erfahren.

»Im Moment ist alles offen«, erwiderte ich und erzählte von den Mutmaßungen meines Vaters. »Kurz dachte ich selbst, dass ich MS habe – aber nein, dann habe ich diesen Gedanken wieder verworfen.« Ich spürte, wie ich ins Schwitzen geriet, als ich an die typischen Fakten dachte, die mit der Krankheit verbunden sind.

»Und was würde das bedeuten, wenn dein Vater doch recht behalten sollte?«, fragte Gilbert stirnrunzelnd.

»Genaues weiß ich nicht, ich will mich damit nicht intensiv beschäftigen. Aus meiner Heimatstadt kenne ich nur einen Mann, der MS hat. Er sitzt im Rollstuhl. Ich kann mir nichts Schlimmeres vorstellen, als tagein, tagaus in einem Rollstuhl zu hocken und sich nicht mehr bewegen zu können.« Ich schüttelte mich, als wollte ich diese Vorstellung abwerfen. Diese Krankheit kam für mich einfach nicht infrage. Nein.

Gilbert fiel jetzt ebenfalls eine Person ein, die MS hatte, eine Frau, die im Rollstuhl saß. Der Gedanke daran, nicht mehr fröhlich laufen zu können, ließ uns verstummen. Jeder schien daran zu denken, was das für ihn bedeuten würde. Vielleicht dachte Gilbert aber auch nur an etwas ganz anderes, an seine Freundin, mit der es seit Kurzem schwierig war. Ich kannte die beiden kaum und wusste ebenso wenig über deren Beziehung. Sie hatte keine Zeit gehabt, mich in der Klinik zu besuchen, aber es kam mir nicht außergewöhnlich vor. Auch nicht, dass ich Gilbert schon vorher meist allein getroffen hatte.

Schließlich sagte er: »Denk nicht gleich an das Schlimmste. Du wirst sehen, es wird sich im Nachhinein als etwas ganz Harmloses herausstellen.«

Er war also doch nicht über Gedanken an die Freundin verstummt. Schließlich tranken wir unser Bier aus, standen auf und fuhren in unsere Stammdisco. In dämmrig-dunklem Licht schwebten und tanzten wir, verdrängten unsere düsteren Stimmungen. *»Come ... as you are ...«* Die raue Stimme von Kurt Cobain klagte. *»... as you were ... as you want to be ...«* Ich wollte ebenfalls wieder so sein, wie ich war. Genau, das wäre schön – einfach die Zeit zurückdrehen. Dass mir von jetzt auf sofort eine Krankheit drohte, das wollte ich nicht wahrhaben, das durfte nicht sein. Aber warum drängte mein Vater darauf, dass ich einen Neurologen aufsuchte? Erneut stieg Angst in mir hoch, ich könnte MS haben. Mein Vater konnte sich doch täuschen – wenn er auch bekannt dafür war, dass er gut Diagnosen stellen konnte.

Gilbert sah mir an, welche Befürchtungen ich hegte, was ich in meinem Kopf hin und her wälzte. Zum Abschied riet er mir, bald einen Termin beim Facharzt zu machen. »Es ist besser, wenn du nicht länger im Ungewissen verharrst.«

Zwei Wochen später betrat ich die modernen Praxisräume von Dr. Gambrovicz. Kunstdrucke mit großzügigen Pinselschwüngen in Anthrazit hingen an den Wänden. Im Wartezimmer ein ausgewähltes Sortiment an Modezeitschriften (von *Elle* bis *Vogue*), frei schwingende Designerstühle. Bis ich aufgerufen wurde, blätterte ich mich durch die *Marie Claire*. Ein Spezialheft lud dazu ein, Paris im Sommer zu besuchen. Ach Paris ... In den Ferien, bevor das Wintersemester begann, wollte ich abermals dorthin fahren. Doch auf einmal lag ein unheimlicher Schatten über meinen Plänen. Alle Leichtigkeit, die ich bislang verspürt hatte, war auf einmal vorbei. Bis dahin hatte ich mir höchstens vorstellen können, dass mich ein Unfall in meiner Lebenslust bremsen könnte. Aber eine Krankheit in jungen Jahren zu bekommen, daran hatte ich nie gedacht. Das kam in meinem Lebenskonzept nicht vor.

Schließlich wurde ich ins Behandlungszimmer gebeten. Dr. Gambrovicz, ein Mann Anfang fünfzig mit schütterem, aber kaum ergrautem dunklen Haar, befragte mich eingehend, was mich zu ihm geführt hätte. Ich erzählte ihm von dem Abend, als ich plötzlich nicht mehr richtig sehen konnte.

»Haben Sie sonst noch etwas bemerkt?«, fragte er.

»Wie meinen Sie das?«

»War alles wie immer? Oder ist Ihnen etwas aufgefallen? War etwas anders als zuvor?«

»Nein«, antwortete ich, leicht verwundert. Hatte ich etwas übersehen?

Doch bevor ich weiter darüber nachdenken konnte, ob ich etwas ignoriert hatte, bat mich Dr. Gambrovicz, die Hose auszuziehen, mich auf die Untersuchungsliege zu setzen und die Beine baumeln zu lassen. Zu Beginn leuchtete er mir abwechselnd in die Augen. Dann sollte ich mit ihnen dem Zeigefinger folgen, den er vor meinem Gesicht von links nach rechts und zurück bewegte.

»Gut.«

Anschließend strich er mir mit seinen Fingern über die Wangen. »Spüren Sie das?«, fragte er. Ich bejahte. »Auf beiden Seiten gleich?« Ein weiteres Mal nickte ich.

Nun klopfte Dr. Gambrovicz mit einem Hammer auf die Sehnen unterhalb der Kniescheiben. Je nach Seite schnellte der linke oder der rechte Unterschenkel hoch. Nachdem er so die Reflexe an den Beinen geprüft hatte, bat er mich darum, mich auf die Liege zu legen und mein T-Shirt hochzuschieben. Als ich das getan hatte, strich er mit einem sichelartigen und stumpfen Gerät über meinen Bauch. »Danke, das war's«, sagte er schließlich. »Sie können wieder hochkommen.« Zum Abschluss forderte er mich auf, mich hinzustellen und abwechselnd auf einem Bein zu hüpfen.

Die ganze Untersuchung über fiel kaum ein Wort. Nachdem ich Jeans und Schuhe angezogen hatte, blickte ich Dr. Gambrovicz voller Furcht an. Mein Vater sei Arzt, sagte ich mit zittriger Stimme, er habe verschiedene Theorien genannt. Und dann stellte ich dem Neurologen die Frage, die mich seit zwei Wochen beschäftigte. »Habe ich möglicherweise MS?«

»Nein, nein«, winkte er ab.

»Aber mein Vater meinte …«

»Was auch immer Ihr Vater für eine Ansicht vertritt, Anhaltspunkte für eine solche Diagnose kann ich im Moment nicht feststellen.« Nach einer kleinen Pause fügte er hinzu: »Ich wünsche Ihnen alles Gute und einen schönen Sommer.«

Mit diesen Worten waren meine Befürchtungen substanzlos geworden. Ich würde nicht im Rollstuhl sitzen. Mein Vater musste sich getäuscht haben.

Erleichtert verließ ich die Praxis und sprang befreit die zwei Treppenabsätze auf die Straße hinunter. Das Licht war auf einmal verändert. Viel heller. Um mich herum blitzte es geradezu. Ich hatte in der letzten Zeit gar nicht mehr wahrgenommen, wie schön Köln war. Selbst hier, mitten am Neumarkt, der durch Bombenwürfe während des Zweiten Weltkriegs einst nahezu völlig zerstört war. Der Platz, der mir zuvor wie eine abweisende Betonwüste vorgekommen war, schien mir auf einmal warm und verheißungsvoll. Fast ungläubig über diese plötzliche Veränderung, schloss ich mein Rad auf. Hinter mir rauschte der Autoverkehr.

Fast jeden Tag war es wärmer als am Tag zuvor. Im Krankenhaus hatte ich mir geschworen: War die Sehnerventzündung ein Warnschuss, wollte ich ab sofort gesünder leben, ganz gewiss weniger rauchen und endlich Sport treiben.

Die nächsten Wochen nahm ich meinen Alltag wieder auf, immer noch sehr beschwingt. Ich fuhr zur Universität – ich studierte Französische Literaturwissenschaft und hatte im Nebenfach Spanisch und Germanistik belegt – und zu dem kleinen Verlag, in dem ich regelmäßig jobbte. Einzig die Semesterarbeit, die ich laut Studienplan hätte in Angriff nehmen müssen, blieb auf der Strecke. Statt in der Bibliothek oder an meinem Schreibtisch saß ich vor allem auf der Wiese vor dem Unigebäude. Mit Bekannten reckte ich das Gesicht in die Sonne und plauderte, eine Zigarette in der Hand, darüber, wie und wo wir den Sommer verbringen wollten.

Ich hatte das Bedürfnis, einfach nur wegzufahren. Als Entschädigung für die vergangenen Wochen, den Schreck und die durchlebten Ängste. Und noch immer war Paris die Stadt, in die ich reisen wollte. Nach einem Aufenthalt im Jahr zuvor war sie Ort meiner Sehnsucht geworden. Das Grundstudium hatte ich in einer kleinen süddeutschen Universitätsstadt absolviert, danach war ich zehn Monate lang als Lehrerin für Deutsch an einem Pariser Gymnasium tätig gewesen. Herrliche Monate. Freiheit. Abenteuer. Eigenes Geld verdienen. Monate voller Glück.

Seitdem ich mein Studium in Köln weiterführte, war ich oft damit beschäftigt, zwischen Sehnsüchten und Realität eine Balance zu finden. Paris, das war eine Zeit größter Unbeschwertheit. Das Leben in Köln war dagegen nicht schlimm, aber doch sehr nüchtern, ohne Zauber. Und so war es für mich beschlossene Sache, in den Ferien nach Frankreich zu reisen.

Nach fünf Stunden Fahrt rollte der Zug langsam durch graue Vorstädte, die Bebauung wurde enger, und die Häuser rückten näher. Schließlich konnte ich durch das Fenster beobachten, wie Sacré-Cœur immer größer wurde. Rosafarbenes Abendlicht hatte sich über die berühmte Basilika im schaumigen Zuckerbäckerstil gelegt. Freudig sprang ich auf und drückte mich wie die anderen Reisenden in dem schmalen Gang zwischen den Sitzen, konnte nicht erwarten, dass der Zug hielt und sich die Türen öffneten. Endlich kam der Zug am Bahnhof Gare du Nord zum Stehen. Auf den Bahnsteigen warteten Menschen, Reisende stiegen aus, reckten suchend die Köpfe, bis sie diejenigen fanden, die sie zu finden hofften. Auch ich blickte mich suchend um. Da! Im Getümmel sah ich über viele Köpfe hinweg die blonde Mähne von Béatrice.

Froh umarmte ich die Freundin, mit der ich im vergangenen Jahr eine Wohnung in Paris geteilt hatte. Wir nahmen schnellen Schrittes die Stufen zur Metro und warteten in dem Kachelgewölbe auf den nächsten Zug. Im Tunnel atmete ich die stickig-warme Luft ein, den typisch süßlichen Geruch, der durch diese Rohre waberte. Ich war tatsächlich in »meiner« Stadt!

Die nächsten Tage kamen mir sonnig vor. Wie das Wetter tatsächlich war, weiß ich nicht mehr genau – wichtig war, wieder hier zu sein: ein anderer Ort, andere Gedanken. Die letzten Wochen in Köln erschienen mir auf einmal unwirklich, als hätte ich sie nie erlebt. Stundenlang lief ich durch die Straßen und gab mich dem Rhythmus der Stadt hin. Abends kochten Béatrice und ich, gingen ins Kino oder sahen Freunde – alles war wie damals, nur dass ich inzwischen nicht mehr in Paris wohnte. Einen Tag durchquerte ich die Stadt von dem bürgerlichen Viertel, in dem Béatrice wohnte, bis nach Belleville, dem Einwandererviertel. Im Parc de Belleville kletterte ich zügig die Stufen der hügeligen Grünanlage hinauf, bis ich eine Bank fand, von der aus ich über das Häusermeer schauen konnte. Ein wunderschöner Blick. Ich sah über die ganze Stadt, näher der dunkle Turm von Montparnasse, ganz hinten rechts und klein der Eiffelturm. Einfach herrlich, diese Weite. Glücklich zündete ich mir eine Zigarette an, lehnte mich auf der Bank zurück und dachte daran, wie erleichtert ich war, dass die Sache mit dem Auge vorbei war. Kaum zu glauben, dass es einfach so weitergehen würde wie zuvor. Und ich wiederholte mein Versprechen: »Ab nun wirst du aber mehr auf dich achten, gesünder leben, weniger rauchen und Sport treiben. Und alles, was du tust, grundsätzlich mit mehr Genuss und Bewusstsein machen.«

Für den Nachmittag hatte ich mich in diesem Park mit Béatrice und Jamaal verabredet. Und plötzlich standen die beiden vor mir, rissen mich aus meinen Gedanken. Jamaal war Controller in einer kleinen Firma und stammte aus Mali; ihm war ich während meines Jahres als Deutschlehrerin auf einer Feier von Arbeitskollegen begegnet. Der schöne schwarze und hochgewachsene Mann und ich hatten eine kurze Liebesaffäre gehabt, aus der eine bis heute andauernde tiefe Verbundenheit geworden war. Wir lachten und umarmten uns.

»Wie läuft es denn so?«, fragte er. »Was macht das Leben in Köln?«

»Ach«, erwiderte ich demonstrativ leicht, während Béatrice und Jamaal sich zu mir auf die Bank setzten.

»Irgendetwas bedrückt dich – was ist los?« Jamaal hatte sofort erkannt, dass mein lockerer Tonfall aufgesetzt war.

Erst jetzt, nach einigen Tagen in Paris, erzählte ich, wie ich vor ein paar Wochen auf einmal nichts mehr gesehen hatte.

»Und nun?«, fragte Béatrice, die mich auf einmal kritisch beäugte.

»Jetzt ist alles wieder in Ordnung. Keine Sorge.«

Jamaal schaute mich besorgt an. Er schien mir meine Beteuerungen nicht zu glauben.

»Ja, das war ein heftiges Erlebnis«, gab ich zu. »Es ist aber vorbei, das habe ich hinter mir gelassen.« Mit einer Handbewegung wischte ich das Thema weg.

Noch beseelt von dem Rausch, in den mich Paris versetzt hatte, fuhr ich zurück nach Köln, wo ich nach abermals fünf Stunden ankam, dieses Mal überquerte der Zug unter grauem Regenhimmel die Hohenzollernbrücke. Er schien direkt in den rußig schwarzen Dom zu fahren. Morgen, so war es vor meiner Abreise ausgemacht worden, würde ich in den kleinen Verlag gehen, in dem ich jobbte. Die Arbeit machte Spaß, die Chefin und die Kolleginnen waren nett, und ich freute mich auf sie. Aber die Seminararbeit ... Mir graute davor. Viel lieber würde ich weiter einfach nur Geld verdienen wollen, um bald abermals nach Paris fahren zu können.

An einem sonnigen Oktobermorgen stiegen Karin, meine Chefin und Inhaberin des kleinen Verlags, und ich in Frankfurt die Treppen der U-Bahn hinauf, die uns zum Messegelände gebracht hatte. Schon im Vorfeld hatte ich ihr viel Organisationsarbeit für die Buchmesse abgenommen, nun sollte ich ihr auch während der Zeit am Stand behilflich sein. Im Pulk hasteten wir auf die große Eingangshalle zu. Menschen mit Aktenmappen oder schweren Taschen überholten uns, die Stimmung war sehr geschäftig. Jeder hielt Ausschau, denn es konnte gut sein, dass man ein bekanntes Gesicht sah. Karin trug einen türkisfarbenen Ledermantel und hatte den schwarzen Pagenkopf frisch geschnitten. Immer wieder stoppte sie kurz, um Bekannte und Geschäftspartner zu begrüßen. Im Besucherstrom ließen wir uns weiter zur Halle 4 treiben, in der sich der Verlagsstand befand. Beim Laufen schlug ich mir mehrmals den Absatz meines Schuhs an den Knöchel. Ich wunderte mich über die Stolperer, aber nur kurz, zu sehr musste ich auf die Menschenmassen achten.

Gerade in Halle 4 angekommen, bat mich Karin, verschiedene andere Hallen aufzusuchen und die vereinbarten Termine zu bestätigen. Ich machte mich auf den Weg und staunte, wie viele Leute hier waren, wie viele Bücher ausgestellt wurden. Es war das erste Mal, dass ich auf der Buchmesse war, und ich war froh, ein Teil von diesem Gewimmel aus Menschen und unzähligen Druckwerken zu sein. Voller Stolz schlenderte ich in meinen schwarzen Halbschuhen (aus Paris!) durch die Gänge. Sie waren schlicht und lässig, und sie hatten mit dem kleinen Absatz die richtige Höhe für mich. Auf ihnen konnte ich normalerweise stundenlang laufen, extra hatte ich sie für diese Messetage eingelaufen. Nur an diesem Morgen schlug ich mir wieder und wieder mit dem Absatz an den Knöchel. »Nun ist aber wirklich gut«, schimpfte ich schließlich. Auf einer Toilette rollte ich den Strumpf hinunter und begutachtete den Knöchel. Die dünne Haut war rot und aufgeschürft. Ich dachte: Lass dir doch Zeit, Tine, atme durch, so eilig sind die Terminbestätigungen nun auch nicht.

Die Messetage vergingen schnell. In meiner Erinnerung blieb das Gefühl zurück, vielen Menschen begegnet zu sein, die sich wichtig gegeben hatten – und natürlich die kleinen unwichtigen Tätigkeiten meinerseits. Im Rückblick stehen die Tage in Frankfurt für etwas, dessen Ausmaß mir erst später deutlich wurde: Ständig stolperte ich oder schlug mir beim Laufen den Absatz an den Knöchel.

Von Frankfurt aus fuhr ich nach Bayern. Meine Eltern waren verreist. Ich freute mich darauf, mit Freunden und meinem vier Jahre jüngeren Bruder Nick ein paar Tage zu verbringen. Die Verbindung unter uns Geschwistern war immer innig gewesen, doch über die Jahre sollte Nick zu einer der Personen in meinem Leben werden, die mir großen Halt geben.

Robert, ein Jugendfreund, war zufällig ebenfalls in heimatlichen Gefilden. Mit ihm machte ich lange Spaziergänge auf Feldwegen, entlang eines Flusses, durch den Wald.

»Du machst ja Sachen, das ist ja ein schöner Schreck«, sagte er, nachdem ich auch ihm von meinen Sehproblemen berichtet hatte.

»Hm.«

»Und dann fährst du gleich darauf nach Paris.« Er schüttelte den Kopf, sein volles dunkelblondes Haar bewegte sich aber kaum.

Ich hakte mich bei diesem schlanken und großen Mann mit den warmen Augen unter. Nur ein Mensch, der andere mehr als sich selbst im Blick hatte, konnte solche Augen haben. Zügig schritten wir aus.

»Ich hatte schreckliche Angst, und ich dachte, wenn ich in Paris bin, werde ich den Albtraum los. Und so war es dann auch.«

Robert nickte. »Ja, in solchen Momenten konzentriert sich alles auf diese fremde, bedrohliche Erfahrung und wird zum Mittelpunkt des Lebens. Alles andere wird auf einmal nebensächlich.«

»Genauso war es. Und dagegen musste ich etwas setzen.« Ich sah zu ihm hoch und strahlte ihn an.

»Ja, ja, du und Paris …«

Im Haus meiner Eltern hörte ich unentwegt die väterlichen Worte in meinem Ohr, die damit verbundenen Befürchtungen, was die möglichen Gründe meiner Sehblockade betraf. Robert erzählte ich davon nichts, ich wollte keineswegs etwas aussprechen, worüber ich nichts Konkretes sagen konnte. Die nachklingenden Mutmaßungen trieben mich jedoch in das Arbeitszimmer meines Vaters; dort schlug ich in seinen medizinischen Fachbüchern nach, um zu sehen, was ich zu Retrobulbärneuritis (medizinisch für eine Entzündung des Sehnervs) und Multiple Sklerose fand. In einem der dicken Bücher erfuhr ich, dass eine Sehnerventzündung in zwei Drittel der Fälle durch eine Multiple Sklerose bedingt sei. Das saß. Ich musste heftig schlucken. Das durfte nicht sein.

Um mich zu schützen, las ich fast ohne Gefühl weiter: Eine MS-Erkrankung würde in der Fachsprache als *Encephalomyelitis disseminata* (ED) bezeichnet werden. Multiple Sklerose sei eine neurologische Erkrankung, deren Ursache bislang immer noch nicht geklärt sei. Allgemein gehe man aber davon aus, dass körpereigene Abwehrzellen gegen den Körper einen Angriff starteten. Dadurch entstünden verstreut im Gehirn und im Rückenmark, in der dortigen weißen Substanz, vielfache (multiple) entzündliche Entmarkungsherde. Und da diese Entmarkungsherde im gesamten zentralen Nervensystem entstünden, könnten auch überall neurologische Symptome auftreten.

Weitere Ausführungen versetzten mich ebenfalls in Entsetzen: Auch wenn die betroffenen Personen nach Ausbruch der Krankheit noch viele Jahre ihre Gehfähigkeit behalten würden und die Krankheit keineswegs bedeutete, in absehbarer Zeit im Rollstuhl zu landen – letztlich sei die Multiple Sklerose nicht heilbar. »Nicht heilbar« – wie das klang! Das konnte man doch keinem Menschen aufbürden. Schon gar nicht einem jungen Menschen. Und schon gar nicht mir. Erst im Frühling hatte ich meinen dreiundzwanzigsten Geburtstag gefeiert!

Beim Weiterlesen wurde ich mit den Symptomen konfrontiert, die bei einer Multiplen Sklerose auftreten konnten. Einige kannte ich von meinem Vater – er hatte sie mir aufgezählt, als ich wissen wollte, wie es dazu gekommen war, dass Bernd auf einmal im Rollstuhl saß. Zu Beginn schienen häufig Seh- und Sensibilitätsstörungen aufzutreten, später Gehstörungen, Blasenprobleme, Sprechstörungen … An dieser Stelle wollte ich mit dem Lesen aufhören, all das war so medizinisch und so nüchtern formuliert und nicht zu ertragen. Anders gesagt: Es hörte sich schlichtweg furchterregend an. So genau wollte ich nicht wissen, mit welchen Problemen man bei dieser Krankheit rechnen musste. Dennoch blätterte ich weiter und blieb an kleinen Schwarz-Weiß-Aufnahmen hängen, auf denen ein Mensch zu sehen war, der breitbeinig ging, gestemmt auf Krücken. Wie er auf dem Bild gezeigt wurde, werde ich nie vergessen. Der Mann war einst von imposanter Statur gewesen, jetzt wirkte er nur noch krank und gebrechlich. Mit letzter Kraft streckte er die Arme vor und versuchte, mit gebeugtem Oberkörper, die Krücken einzuholen.

Eiskalt lief es mir den Rücken herunter. Ich schauderte, als ich auf die abgebildeten Fotos blickte. Dann besann ich mich: Hatte Dr. Gambrovicz nach der Untersuchung nicht gesagt, ich hätte keine Multiple Sklerose? Doch die für einen Moment auftauchende Möglichkeit, dass er falsch geurteilt hatte, versetzte mich in eine schier unfassbare Angst. Konnte nicht das, was mir auf der Messe passiert war, als ich durch die Hallen eilte, dieses Anschlagen an den Knöchel, nicht eine der in diesem medizinischen Werk aufgeführten Sensibilitätsstörungen sein?

Am liebsten wäre ich weggerannt, so weit wie möglich.

Ich überflog noch einmal die Seiten und stockte wieder bei den Schwarz-Weiß-Fotografien. Danach rief ich in Köln an und vereinbarte einen weiteren Termin bei Dr. Gambrovicz.

Zwei Wochen später betrat ich erneut die modernen Praxisräume am Neumarkt. Dieses Mal musste ich länger warten. Verloren saß ich unter den anderen Patienten, blickte ins Leere. Es war mir nicht möglich, nach einem der Hochglanzmagazine zu greifen. Das Warten erschien mir endlos, ich dachte nichts, versuchte jedenfalls an nichts zu denken.

»Frau Unger, folgen Sie mir bitte.«

Dieses Mal nahm ich das edle Parkett wahr, auf dem der große Schreibtisch des Arztes stand, die polierten Fingernägel des Neurologen, seine leicht gebräunte Haut. Sonnenbank, vermutete ich, da augenfällig gleichmäßig.

Ich erzählte ihm, wie ich mir vor ein paar Wochen selbst ein Bein gestellt hatte – und das nicht einmal, sondern gleich mehrere Male hintereinander.

»Hmm«, sagte er auch jetzt, nachdem ich meine Ausführungen beendet hatte. Und ähnlich wie beim ersten Besuch bat er mich, ausgezogen auf der Liege Platz zu nehmen. Wieder strich er mit seinen Fingern über die Wangen, berührte den Rest des Körpers und fragte, ob ich dieses leichte Anfassen spüren würde. Und beobachtete wie beim ersten Termin, wie meine Unterschenkel auf den Schlag mit dem Hammer reagierten.

»Gut … Danke.«

Anschließend sollte ich abwechselnd auf einem Bein hüpfen. Auch das war mir bekannt.

»Sie können sich wieder anziehen«, sagte er schließlich. »Aber ich bin noch nicht fertig. Ich möchte noch eine weitere Untersuchung bei Ihnen vornehmen.«

»Was für eine Untersuchung?«, fragte ich misstrauisch.

»Im Nebenraum werden wir eine Kernspintomografie von Ihrem Kopf machen.«

Alles Weitere erklärte mir dann eine ganz in Weiß gekleidete junge Frau mit blondem Pferdeschwanz, die die Untersuchung mit dem bildgebenden Verfahren durchführte. Der sehr kahle Nebenraum wurde von Neonlicht erhellt, in seiner Mitte stand eine Liege, die im rechten Winkel in eine wie abgeschnitten aussehende Röhre führte.

»In diesem Gerät werden mittels Magnetstrahlen von Ihrem Kopf Schnittbilder angefertigt. Dadurch können krankhafte Veränderungen nachgewiesen werden. Weil in der Röhre ein starkes Magnetfeld herrscht, müssen Sie alle Metallteile, die Sie am Körper tragen, ablegen«, bemerkte die Röntgenassistentin und zeigte auf eine Tür in der rechten Ecke. »Dort können Sie die entsprechenden Sachen ablegen.«

Nachdem ich die Tür zu der Kabine geschlossen hatte, öffnete ich Gürtel und Hose, zog diese aus und legte auch den BH ab. Fröstelnd trat ich barfuß ins Neonlicht und streckte mich auf der Liege aus, die zur Röhre führte.

Die Frau in Weiß stülpte mir eine Gittermaske über den Kopf und bat, mich möglichst nicht zu bewegen. »Es wird dreimal zehn Minuten dauern und ein bisschen laut werden«, sagte sie, während sie mir gepolsterte Kopfhörer aufsetzte. »Wir fahren Sie jetzt mit dem Kopf in die Röhre. Falls Sie Hilfe brauchen, so zeigen Sie mir das an. Ich kann alles durch das Glasfenster dieses Geräts beobachten, sehen Sie?« Ich nickte. Zum Abschluss drückte sie mir eine Klingel aus orangefarbenem Gummi in die Hand. »Mit der können Sie jederzeit um Hilfe rufen.« Aus der Ferne und dumpf hörte ich noch: »Gut, dann geht es jetzt los.«

Langsam wurde ich in die geöffnete Wölbung gefahren, mit der Anweisung: »Gleichmäßig atmen und bitte still liegen bleiben!« Kurz darauf folgten laute Klopfgeräusche, dann war es still. Mit den großen Kopfhörern kam ich mir wie ein Bauarbeiter vor – oder wie unter Wasser. Ich hatte das Gefühl, ganz weit weg zu sein, hörte nur mein eigenes Blut rauschen. Danach ratterte es abermals einige schnelle Klopffolgen hintereinander. Alles erschien mir unwirklich. War ich etwa in einem schlechten Science-Fiction-Film gelandet? Je länger die Salven dauerten, desto passender schien mir jedoch der Vergleich mit einen B-Movie aus dem Gangstergenre.

»Alles in Ordnung, Frau Unger?« Die Stimme der Röntgenassistentin kam aus den Kopfhörern.

»Na ja …«

»Gut, wir machen noch zwei Aufnahmen, dann ist es vorbei.«

Ich atmete noch einmal tief ein. Sofort gab man mir zu verstehen: »Nicht bewegen!«

Es war gar nicht so einfach, still dazuliegen. Auf einmal juckte es im Gesicht, und natürlich wollte ich nichts lieber, als mich nach allen Seiten zu drehen, auf dem Bauch auszustrecken – nur nicht mehr auf dem Rücken liegen. Wie lange ich auf der Liege verharrte und wie oft mit »Gewehren« auf mich geschossen wurde, weiß ich heute nicht mehr, aber es kam mir unendlich lange vor, länger als die verkündeten dreißig Minuten.

Froh schwang ich, als man mich aus der Röhre herausgefahren hatte, die Beine von der Liegestätte und rieb sie warm. Nein, sie könne mir nichts sagen, was sie gesehen hätte, meinte die Assistentin auf meine Frage hin.

Ich zog mich an, beim Hinausgehen drehte ich mich noch einmal um. »Und wie erfahre ich von dem Ergebnis?«

»Das werten wir jetzt aus«, erwiderte die Frau in Weiß. »Sie können sich in zwei Wochen wieder bei uns melden.«

Zwei Wochen später rief ich in der Praxis von Dr. Gambrovicz an, um nach dem Resultat des letzten Tests zu fragen. Ich könne gleich kommen, es sei da, teilte man mir am Telefon mit.

Zwei Wochen lang hatte ich kaum an die Kernspintomografie gedacht, meine Ängste vor der drohenden Krankheit fast vergessen. Doch als ich die Praxis betrat, wurde ich schlagartig unruhig. Einige Zeit musste ich vor dem Empfangstresen warten, bis die Fragen von zwei anderen Patienten beantwortet waren.

»Sie sehen ja, was hier los ist«, wimmelte die Arzthelferin meine Frage nach einem Gespräch mit Dr. Gambrovicz ab und übergab mir einen nur lose verschlossenen Brief, auf dem »Für den Hausarzt« stand. Erst war ich überrascht, dass der Neurologe anscheinend nicht mit mir reden wollte. Mit jeder weiteren Sekunde aber wurde ich wütender. Das war unverantwortlich! Wie konnte man mir nur ein Kuvert in die Hand drücken! Mein Vater hätte so etwas niemals getan, von ihm wusste ich, wie wichtig es war, mit den Patienten, die man behandelte, persönlich zu sprechen.

Vor dem Eingang der Praxis öffnete ich zornig den Umschlag. Ich wollte zuversichtlich sein, dachte: Es darf einfach nicht sein, dass dort etwas Schlechtes steht. Dazu geht es mir doch zu gut. Ich fühlte mich topfit, hatte angefangen ins Fitnessstudio zu gehen, und mit dem weniger Rauchen würde es auch noch klappen ... Dann blickte ich auf das Blatt – und sah nur noch die zwei Buchstaben ED. ED für *Encephalomyelitis disseminata.* Die medizinische Bezeichnung für Multiple Sklerose hatte ich seit dem Durchblättern der Fachbücher im Arbeitszimmer meines Vaters nicht vergessen.

Als Nächstes las ich einen Vermerk, er stand am Ende des Briefes. Dr. Gambrovicz, der Neurologe, bat seinen Kollegen, der Patientin erst einmal nichts zu sagen, da diese große Angst vor der Krankheit hätte. Wenn dies auch stimmte – so wie es wohl für jeden stimmt, der mit einer solchen Diagnose konfrontiert wird –, so war es dennoch eine große Frechheit, mir nicht die Wahrheit mitteilen zu wollen. Ich überflog nun den gesamten schriftlichen Befund und blieb erneut an den zwei Buchstaben hängen, die übergroß und deutlich herausstachen. Noch heute sehe ich die kursiv gesetzten Lettern: ED, *Encephalomyelitis disseminata.*

Eine Welt brach zusammen. Nein, nicht eine Welt – es war meine Welt. Sie war aus den Fugen geraten. Dieser Befund bedeutete Schlimmes. Alle Annahmen, die damit verbunden waren, legten sich über mich, als wären sie schwer wie Blei. Besonders ein Gedanke beherrschte mich, wummerte ab diesem Moment ohne Unterlass in mir: Auch wenn in den Fachbüchern meines Vaters vermerkt war, dass es nicht, wie gemeinhin vermutet, dazu kommen müsste, nicht mehr laufen zu können, so glaubte ich dies nicht. Diese Assoziation, die ich mit der Krankheit Multiple Sklerose verband, sollte mich die nächsten Jahre begleiten wie ein düsterer Schatten, der sich über alles legte. Es war eine einzige große Unsicherheit. Von einem Tag auf den anderen hatte ich nicht mehr alle Chancen, die ein gesunder junger Mensch hatte. Mein Weg schien vorbestimmt, gleich einem unausweichlichen Schicksal. Bald würde ich mich nicht mehr bewegen können …

3. Kapitel
Haltlos

Köln 1991 – 1993

Unverändert schön war der Herbsttag, der mich nach dem Verlassen des Ärztehauses empfing. Überall sattes Leuchten. Die Luft schwerer und aromatischer als im Sommer. Autos drängten sich um den Neumarkt. Ich registrierte dies, ohne es wirklich wahrzunehmen. Gleichsam automatisch ging ich zum Fahrradständer. In den Wasserpfützen auf dem Straßenpflaster – gestern hatte es geregnet – spiegelten sich Himmel und kleine Wolken, Schäfchenwolken, wie sie eigentlich typisch für den Himmel in Bayern sind. Langsam schloss ich meine Sicherheitskette auf, stieg aufs Rad und fuhr nach Hause. Autos überholten mich, manchmal bogen sie ab, ohne vorher zu blinken. Abrupt musste ich bremsen und Menschen ausweichen, die nicht auf mich achteten. Wie in Trance trat ich weiter in die Pedale. Das Bild des ehemaligen Schulkameraden meines Vaters im Rollstuhl, über den ich mich als Kind gewundert hatte, tauchte in mir auf. Es schien, als hätte es sich in meinen Kopf eingebrannt wie die Schwarz-Weiß-Aufnahmen des Mannes auf Krücken. Und kannte nicht auch Gilbert eine Frau mit MS, die im Rollstuhl saß? Wann immer ich das Thema eher beiläufig angesprochen hatte, um mehr in Erfahrung zu bringen – niemand wusste von einer Person, die MS hatte und nicht im Rollstuhl war. Es war also kein Wunder, dass ich mir für mich keinen anderen

Verlauf vorstellen konnte. In den folgenden Jahren sollten mich die Ärzte ständig beschwichtigen, meinten, die Diagnose dieser Krankheit müsse nicht gleichbedeutend damit sein, eines Tages im Rollstuhl zu sitzen, es gebe auch weniger schwere Verläufe. Mochte das stimmen – bei mir sollte es nicht zutreffen.

Als ich in der Wohnung ankam, die ich mit Kalle teilte, roch es abgestanden. Im Spülbecken schwammen Tassen und Teller in brauner Flüssigkeit. Als ich das registrierte, fühlte ich mich, als wäre ich eines dieser ziellos dahintreibenden Geschirrteile. Ratlosigkeit schien mich förmlich wegzuspülen. Das durfte einfach nicht wahr sein. Der Arztbrief durfte nicht das Ende meines bisherigen Lebens bedeuten.

Noch immer hatte ich mich nicht beruhigt: Was sollte das überhaupt heißen, man solle mir erst einmal nichts sagen, weil ich mich vor Krankheiten fürchtete? Dr. Gambrovicz hatte mich bislang zweimal gesehen, und jedes Mal hatte er kaum ein Wort mit mir gesprochen. Und als ich nach einer eventuellen MS-Erkrankung fragte, hatte er nur abgewehrt, gar im Nachhinein betrachtet eine falsche Diagnose gestellt, ohne vorher alle Untersuchungsverfahren in Erwägung zu ziehen. Warum hatte er mir nach meinem zweiten Besuch nicht persönlich die Diagnose mitgeteilt, warum überließ er das meinem Hausarzt? Eigentlich war das ganze Vorgehen eine Katastrophe. Glaubte der Neurologe denn, ich würde den Arztbrief nicht lesen? Oder ihn gar nicht erst verstehen? Ich war wie vor den Kopf geschlagen und konnte keinen klaren Gedanken mehr fassen.

Was wird denn nun aus mir?, überlegte ich, nachdem ich mich wieder etwas im Griff hatte. Es war für mich unvorstellbar, über kurz oder lang im Rollstuhl zu sitzen.

Und wenn das doch der Fall sein sollte?

Wozu noch studieren? Hatte nicht auch der Bernd aus meinem Heimatort seine Ausbildung abbrechen müssen? Und was hieß das überhaupt konkret, wenn ich nicht mehr laufen konnte? Dann kannst du all das nicht mehr tun, was dir Spaß macht, gab ich mir selbst zur Antwort. Dann kannst du nicht mehr lachend in Paris aus dem Zug hüpfen, nicht mehr glücklich den Bahnsteig entlangrennen, nicht mehr jubelnd den Freunden um den Hals fallen. Du kannst nicht mehr stundenlang Städte erkunden, dich nicht mehr mal hierhin, mal dorthin treiben lassen. Nicht mehr in Bars mit Freunden stehen. Nicht mehr tanzen. Es erschien mir undenkbar, dies zu tun, wenn man in einem Rollstuhl saß. Dann wurde man höchstens wie Bernd von den Eltern spazieren gefahren. Und alle würden verschämt die Augen von einem abwenden …

Ich will das nicht, dachte ich. Im Rollstuhl kann ich nicht leben.

Und was war mit der Liebe? Wer begehrte mich noch? Und überhaupt: Wie war das, wenn man später mal eine Familie gründen und Kinder bekommen wollte? Lange Zeit erübrigten sich solche Überlegungen. Ich hatte keinen Partner an meiner Seite, mit dem ich mir ein Familienleben wünschen konnte. Als sich das änderte, konnte ich mir durchaus vorstellen, ein Kind zu haben, auch wenn das Thema weiter zwiespältig blieb. Kinder wünschen sich generell, beide Elternteile wären gesund. Doch bisher war die Natur gegen einen solchen Wunsch. Wer weiß, wozu das gut war.

Ein plötzliches Geräusch unterbrach mich in meinem immer schneller werdenden Gedankenkarussell. Das Türschloss klackte, und Schritte stampften, laut und schwer.

»Hallo!« Ich lief Kalle entgegen.

»Du bist zu Hause? Hallo.« Schwer atmend stellte mein Mitbewohner eine Einkaufstasche auf den Boden. Er hatte heute früher Schluss an der Sporthochschule gehabt und die freie Zeit genutzt, Lebensmittel zu besorgen, um unseren Kühlschrank aufzufüllen.

»Hey. Was ist denn los?« Kalle musterte mich durchdringend.

Ich schloss die Augen und schluckte.

»Komm mal her.« Er breitete die Arme aus. »Habt ihr Stress, du und Gilbert?«

Wenn's nur das wäre … Kalle hatte mitbekommen, dass Gilbert und ich uns in der letzten Zeit öfter trafen, seit dessen Freundin ihn vor ein paar Wochen verlassen hatte. Während der Trennung hatten wir uns kaum gesehen, zu sehr war er in Auseinandersetzungen verwickelt gewesen, hatte Abstand gebraucht – von mir, aber auch von anderen Freunden.

Ich verneinte, meinte, es ginge kaum um Stress mit Gilbert, nein, wirklich nicht.

»Was dann?«

Ich lief in mein Zimmer, holte den Arztbrief und zeigte ihn Kalle. »Lies!«, forderte ich ihn auf und stammelte zugleich: »Ich habe wohl doch MS.« Danach brachen einzig unzusammenhängende Worte aus mir heraus. In schneller Folge sprach ich von einem Nicht-mehr-laufen-Können, vom Sitzen im Rollstuhl, einem Studium, das keinen Sinn mehr machte, von dem Traum Paris, den ich aufgeben müsste, von einer Zukunft, die ich nicht mehr haben würde …

Ich hatte solche Angst. Hatte der Neurologe etwa mit seiner Vermutung, ich hätte zu große Furcht vor einer Diagnose, doch recht? Nein, ich wollte mir diesen Schuh nicht anziehen. Doch angesichts der Panik, mit der ich Kalle überschüttete, wusste dieser nicht, was er antworten sollte. Stattdessen zog er mich aber fest an sich. Schließlich sahen wir uns stumm an.

Das Telefon unterbrach das Schweigen.

»Jetzt nicht übereilt reagieren und das Schlimmste vermuten«, rief mir Kalle noch zu und nahm den Hörer in die Hand. »Entschuldige – der Anruf ist wichtig. Du kommst klar?«

Ich nickte.

»Herr Michel, ich grüße Sie«, sagte er, nachdem er vernommen hatte, wer der Anrufer war, und ging mit dem Hörer in sein Zimmer. Kalle wartete seit Tagen auf den Rückruf einer Eventagentur, bei der er sich für einen Job als Animateur beworben hatte.

Kalle hatte recht mit der Bemerkung, nichts zu überstürzen. Ich nahm mir vor, den Brief vorerst nicht als eindeutige Diagnose zu versehen. Erst mal sehen, was mein Vater heute Abend dazu sagt, überlegte ich, als ich mich mit dem Brief in der Hand ebenfalls in mein Zimmer zurückzog.

Auf dem Boden lagen seit dem vorigen Nachmittag immer noch zwei Zettel. Einer war von Gilbert, darauf stand, signiert mit einem Herz: »Schade, dass du nicht da warst. Gilbert«. Auf dem anderen informierte mich Kalle, dass Robert angerufen hätte.

Ich warf mich aufs Bett – und sah ins Nichts.

Abends blieb es am anderen Ende der Leitung einen Moment still, als ich den Arztbrief vorgelesen hatte. Dann atmete mein Vater laut aus und stieß ein unterdrücktes, kaum vernehmbares »Scheiße« aus.

»Na ja«, bemerkte ich, um die Stille, die nach seinem kurzen Ausbruch wieder eingetreten war, auszufüllen. »Das heißt ja erst mal nichts, oder?«

Aus der Ferne und ohne die Aufnahmen zu sehen, sei das schwer zu beurteilen, meinte schließlich mein Vater. »Ich rede auf jeden Fall mit Professor Wurm. Er ist Neurologe an der Uniklinik München und ein ausgewiesener MS-Spezialist.« Dann fragte er, ob er dem Professor den Befund und die Bilder aus Köln zeigen könne.

»Sicher, ich schicke dir beides.«

»Gut, so ist es leichter, ihn um eine Einschätzung zu bitten«, erwiderte mein Vater.

»Und wenn es so ist, wie Dr. Gambrovicz diagnostiziert hat?«, fragte ich leise.

»Du willst wissen, wie man dann die Multiple Sklerose behandeln kann?«

»Ja, ich hatte gelesen, dass die Krankheit unheilbar ist«, sagte ich, wobei ich selbst merkte, wie leise ich meine Worte formulierte.

Wieder Schweigen am anderen Ende der Leitung, dann ein tiefes Durchatmen. »Sicher, man kann diese Entzündung des zentralen Nervensystems nicht wie eine Grippe kurieren oder wie einen Beinbruch, aber das bedeutet noch lange nicht, dass die Schädigungen, die durch diese Entzündungen entstehen, wirklich so schwer sein müssen. Zugegeben, die Abwehrreaktion des Immunsystems ist durch die Krankheit fehlgeleitet. Dadurch werden die Mark- oder Myelinscheiden, die die Schutzschicht der Nerven bilden, geschädigt. Die Entmarkung der Nervenfasern, die dann eintritt, führt dazu, dass einzelne Nervenimpulse nur verlangsamt oder manchmal gar nicht weitergegeben werden können. Das heißt aber noch lange nicht, dass es unbedingt für die betroffene Person dazu kommen muss.«

»Du wolltest mir etwas über Behandlungsmöglichkeiten sagen«, erinnerte ich meinen Vater.

»Stimmt. Medizinisch gesehen gibt es bislang nur ein einziges wirksames Vorgehen.« Er wiederholte, was er schon im

Sommer über Sehnerventzündungen zu mir gesagt hatte. »Cortison ist das Medikament der Wahl, um Entzündungen zu stoppen, auch Entzündungen dieser Art. Im Krankenhaus hat man dir mit den Infusionen die richtige Therapie verabreicht.«

»Sie haben tatsächlich sehr schnell gewirkt. Aber ist Cortison nicht ein gefährliches Medikament? Jeder, der davon hört, weiß gleich von einer Menge Nebenwirkungen und sonstigen Risiken zu berichten.«

»Du weißt ja: Jeder Körper produziert in geringen Mengen selbst Cortison, es ist also nicht nur eines der bekanntesten Medikamente, sondern ebenso ein körpereigenes Hormon. Es wird in der Nebennierenrinde gebildet, unter anderem aus Cholesterin. Wenn man es in höheren Dosen über ein paar Tage nimmt, bereitet es wenig Probleme. Erst bei längerer Anwendung kann es unerwünschte Effekte geben. Aber das ist bei jedem Medikament, ob als Infusion oder Tablette verabreicht, auch der Fall.« Zu fragen, an welche Nebenwirkungen er denke, dazu kam ich nicht. Wozu auch? Ich hatte alles gut vertragen, von denkbaren Folgen wie dem sogenannten Cushing-Syndrom mit Vollmondgesicht, Gesichtsrötung und brüchigen Hautgefäßen, wie erhöhter Blutzuckerwerten, gesteigerter Infektanfälligkeit oder Wassereinlagerungen, über die man mich in der Klinik aufgeklärt hatte, konnte ich nichts bei mir feststellen. Er fuhr fort: »Da ich mich bei diesem Krankheitsbild nur begrenzt auskenne, werde ich Professor Wurm fragen, ob es irgendwelche Arzneimittel gibt, die du jetzt nehmen kannst, um den Verlauf zu stoppen.«

Ebenso wollte ich nicht wissen, wie der weitere »Verlauf« sein könnte. Im Moment wollte ich im Grunde nur Folgendes von ihm hören: »Mach dir keine Sorgen, mein Schatz, alles wird gut.« Doch das sagte er nicht. Die Angst, die sich in mir breitgemacht hatte, konnte er mir nicht nehmen.

Eine Frage hatte ich aber doch noch: Die Sehbehinderung hatte mich wie ein Blitz aus heiterem Himmel getroffen. Auch wenn ich in den Fachbüchern meines Vaters gelesen hatte, dass die Ursache für die Krankheit nicht wirklich bekannt sei, so musste es doch Vermutungen geben. Es waren doch sicherlich Studien zu den einen oder anderen möglichen Gründen unternommen worden. Also sagte ich: »Und wenn ich tatsächlich MS habe sollte, so muss es doch irgendeinen Auslöser dafür gegeben haben. Liegt es am ungesunden Verhalten, am Rauchen? Ist die Krankheit erblich?«

»Soweit ich weiß, ist MS keine der üblichen und bekannten Erbkrankheiten. Es gibt Hinweise, dass erbliche Faktoren die Entstehung einer Multiplen Sklerose begünstigen, aber auch da weiß man noch nichts Genaueres. Kaum eine Erkrankung verläuft so individuell und unberechenbar. Sie wird deshalb ›die Krankheit der tausend Gesichter‹ genannt. Und auch wenn sie sich im Schnitt zwischen dem zwanzigsten und vierzigsten Lebensjahr manifestiert, so können dennoch Kinder schon die ersten Symptome spüren – genauso Personen, die fünfzig und älter sind. Einige Erkrankte sind über Jahrzehnte nahezu beschwerdefrei oder aber innerhalb von wenigen Jahren an den Rollstuhl gebunden. Nichts läuft nach einem bestimmten Schema ab. Was dazu geführt hat, dass Wissenschaftler die verschiedensten Theorien über die Ursachen von Multipler Sklerose aufgestellt haben.«

»Und kommt MS eigentlich häufig vor?«

»Ich wusste es vorher nicht, habe aber mal nachgelesen«, antwortete mein Vater. »Es sollen bundesweit rund 120 000 Menschen an dieser chronischen Erkrankung leiden, wobei jährlich 5 000 bis 6 000 Neuerkrankungen hinzukommen.«

Mir schien, dass er sich gründlich informiert hatte, aber das war auch kein Wunder, er war Vater und Arzt. Von Anfang an hatte er gemutmaßt, dass es sich bei mir um MS handeln könnte. Ich selbst hatte an meinen eigenen Reaktionen während des Telefonats bemerkt, wie ich meine Diagnose verdrängen, zugleich aber möglichst viel wissen wollte. Es war ein einziges Hin und Her. Nun war ich erschöpft. Wir redeten nicht weiter über den Arztbrief, tauschten noch einige banale Dinge aus, es war, als hätten wir stillschweigend eine Vereinbarung darüber getroffen, ihn nicht mehr zu erwähnen. Wir legten bald auf.

»Was ist denn eigentlich aus der Sache geworden?«, fragte Gilbert zwei Tage darauf. Mit »der Sache« meinte er die Untersuchungsergebnisse des Neurologen. Er hatte dies nicht deutlich zu verstehen gegeben, aber ich konnte es mir denken. Wir liefen gerade die Treppe in meinem Wohnhaus hinunter, um auf ein Konzert einer unbekannten Garagen-Rock-Band zu gehen.

»Vorgestern war ich in der Praxis des Neurologen, wo man mir einen Brief übergab. In dem stand, ich hätte MS«, sagte ich knapp, blickte auf die Stufen und ging schneller. »Aber ich glaube es nicht.«

Ich wollte nicht weiter über diesen Brief reden. Mochte der Neurologe behaupten, ich hätte MS – ich dagegen konnte und wollte es nicht wahrhaben. Aufnahmen konnten täuschen, konnten falsch interpretiert werden. Deshalb waren Zweitmeinungen notwendig. Erst wenn Professor Wurm die Bilder gesehen und ausgewertet hatte, wollte ich mich dem Ergebnis stellen. Das hatte ich nach dem Gespräch mit meinem Vater beschlossen. Außerdem: Mir ging es doch gut. Ich spürte nichts mehr, die Schwierigkeiten beim Sehen und auch das Stolpern waren vorbei. Beschwingt sprang ich die Treppe hinunter, alles war wie immer.

Einige Augenblicke später saßen wir in Gilberts Auto.

»Hast du Feuer?«, fragte ich und öffnete das Handschuhfach.

»Warte!« Gilbert ließ ein Zippo aufleuchten.

»Danke!«

»Aber erzähl doch, was hat der Arzt gesagt?« Gilbert gab sich ebenfalls Feuer.

»Ich habe ihn gar nicht gesprochen«, erklärte ich. »Ich bekam nur den Brief ausgehändigt.«

»Unglaublich! Wie konnte dieser Mann nur so reagieren?« Gilbert sah mich an, Empörung war in seinem Gesicht zu erkennen.

»Das kannst du laut sagen.«

»Und was bedeutet das für dich?«

»Erst einmal nichts. Mein Vater zeigt den Befund und die Bilder einem MS-Spezialisten an der Münchner Uniklinik.«

»Wann hörst du von dem Spezialisten in Bayern?«

»Ich sage dir Bescheid, aber jetzt will ich nicht mehr darüber reden. Ich will mich nur noch auf das Konzert freuen.«

Gilbert startete den Wagen.

»Sch… sch… nicht so laut, pscht! – wir wecken ja das ganze Haus auf …«

Kichernd stolperten wir durchs Treppenhaus.

Gilbert hielt sich sehr nahe an der Wand, schrammte in bedenklicher Schräglage nach oben.

Ich lachte. Viel zu laut.

So leise wie möglich drehte ich den Schlüssel im Schloss.

»Pscht …«

Im dunklen Flur tastete ich nach dem Schalter. Es blieb finster.

»Mist, die Birne ist immer noch kaputt.«

Die Augen gewöhnten sich nur verzögert an das Dunkel. Ich drehte nach links in Richtung meines Zimmers und fiel fast über den Stapel Altpapier, den Kalle und ich hier lagerten, bis ihn einer von uns zum Container brachte. Das konnte lange dauern. Gilbert wich aus, als ich stoppte, und stieß klirrend an einen Karton auf der anderen Seite des Flurs. Altglas sammelten wir auch.

»Sch … leise!«, prusteten wir los.

Ein paar Stunden später öffnete ich die Augen. Mascara, das spürte ich, klebte in den Wimpern. Ich hatte Durst und einen Kopf aus Watte. Der Platz neben mir war leer und das zerdrückte Kopfkissen schon kalt. Im bleichen Morgenlicht wirkte die Lavalampe, die ich anscheinend in der Nacht noch angemacht hatte, entzaubert. Statt schweren dunkelroten Blasen stiegen jetzt viele kleine rote Bläschen durchs blaue Wasser auf. Wieso war Gilbert einfach grußlos gegangen? Oder hatte er versucht, mich zu wecken, und ich hatte es nicht gemerkt? Vielleicht war er aber auch nicht mit der Situation in meinem Bett zurechtgekommen, so kurz nach der Trennung von seiner Freundin. Stöhnend streckte ich Arme und Beine – und erinnerte mich vage an die Nacht. Wie Gilbert und ich mein Zimmer betraten, uns kichernd gegenüberstanden. Dann waren wir uns auf einmal ganz nah. Wir küssten uns. Wunderschön – die blauen Augen unter den Haarfransen, der sehnige Körper und der dunkle Teint. Ihn zu berühren, darauf hatte ich lange gewartet. Doch nun war er fort. Und was weiter? Ich drehte meinen Kopf zum Kissen, auf dem Gilbert geschlafen hatte – etwas zu ruckartig. Es tat weh. Wahrscheinlich hatte ich gestern zu viel getrunken. Oder bedeutete dies etwas anderes? Hatte es etwas mit meiner Diagnose zu tun? Mit dem Unheimlichen, das unvermittelt in meinem Leben aufgetaucht war? Jenes Unheimliche, das den Namen MS trug? Obwohl ich nach außen hin vorgab, auf die Meinung des Münchner Professors warten zu wollen, war ich in meinem Innern sicher, dass sich der Neurologe in Köln nicht getäuscht hatte. Anders gesagt: Ich war in einem ständigen Wechselbad von Gefühlen, Annahmen, Ängsten und Wünschen.

Plötzlich fiel mir etwas ein, an das ich nun gar nicht denken wollte: Was, wenn Gilbert auch deswegen heute Morgen beschlossen hatte, ohne ein Wort zu gehen, weil er sich beim Aufwachen daran erinnerte, dass ich MS hatte?

Als ich den Gedanken rigoros wegschob und aus meinem Kopf verbannte, kam mir ein Pärchen in den Sinn, das ich gestern Abend in dem Club gesehen hatte – es war mir sofort aufgefallen, obwohl ich es früher wohl kaum bemerkt hätte. Der Mann und die junge Frau – sie war etwas jünger als ich, vielleicht zwanzig – hielten sich an der Hand. Sie saß im Rollstuhl, er stand neben ihr. Mein Magen hatte sich bei ihrem Anblick zusammengezogen. Während des Konzerts hatte ich die beiden heimlich beobachtet. Ich sah hin – und doch gleich wieder weg. Ich konnte und wollte mir nicht vorstellen, wie es wäre, wenn ich anstelle der Frau im Rollstuhl sitzen würde und jemand wie Gilbert meine Hand hielte und damit öffentlich zu erkennen gäbe: »Seht her, das ist meine Freundin! Es ist mir egal, dass sie im Rollstuhl sitzt.«

Scham stieg in mir hoch. Es tat weh, so zu denken. Meine Vorstellungen waren einfach zu stark geprägt von dem im Rollstuhl sitzenden Bernd Müller und meinen verstohlenen Blicken, die ich ihm zugeworfen hatte. Dabei hatten meine Eltern ganz natürlich und offen über seine Erkrankung gesprochen. Aber es war schwer, einem Leben im Rollstuhl etwas Positives abzugewinnen, andere Ansichten und Perspektiven über ein solches zu entwickeln. Ich konnte dieses peinliche Gefühl nicht einfach von mir abstreifen. Es saß tief in mir. Ebenso wie die Annahme, dass MS zwangsläufig auf ein Dasein im Rollstuhl hinauslief. Beide Gedanken wurde ich nicht los.

Weiterschlafen konnte ich vergessen, auch wenn ich es zu gern getan hätte. Aber dafür war ich viel zu aufgewühlt. Ich stand auf – und schwor mir, mit keinem Mann mehr über MS zu reden. Was ich nicht benenne, so sprach ich mir selbst Mut zu, existiert nicht. Im Grunde konnte ich sowieso nicht nachvollziehen, was das alles zu bedeuten, mit welchen Konsequenzen ich zu rechnen hatte, wenn die Diagnose tatsächlich stimmen sollte. Gerade hatte ich erst angefangen meine Träume zu leben. Da durfte mir jetzt keiner einen Strich durch die Rechnung machen. Mir fiel ein Satz des österreichischen Schriftstellers Karl Kraus ein: »Eine der am meisten verbreiteten Krankheiten ist die Diagnose.« Wieso musste mir gerade dieser Ausspruch in den Sinn kommen?

Ein Blick aus dem Fenster gab mir zu verstehen: Draußen war es grau, der Himmel bedeckt. Ich interpretierte es als Zeichen, dass sich Gilbert heute nicht mehr telefonisch melden würde. Ich sollte recht behalten.

Eines Abends klopfte Kalle an meine Zimmertür und rief: »Telefon!«

Ich sprang von meinem Schreibtischstuhl auf, hoffte, dass es Gilbert wäre. Seit jenem Abend hatte er sich zwar gemeldet, wobei er am Telefon sehr verhalten geklungen hatte. Auch ein Treffen mit ihm war äußerst distanziert abgelaufen. Zur Begrüßung hatten wir uns in die Arme genommen, danach berührten wir uns nur noch zum Abschied. Über die gemeinsam verbrachte Nacht fiel kein Wort. Auch ich schaffte es nicht, sie anzusprechen. So redeten wir über Belangloses – nichts von unserer früheren Zwanglosigkeit war geblieben. Ich muss ihm Zeit geben, mit diesen Worten versuchte ich mich zu trösten. Da mehrere Tage seit dem letzten Treffen vergangen waren und ich mich selbst diszipliniert hatte, ihn nicht anzurufen – er sollte nicht auf den Gedanken kommen, dass ich ihn bedrängen wollte, was ich aber nur zu gern getan hätte –, konnte er es ja sein ... Aber nein, es war mein Vater. Als er sich meldete, fiel mir auf, dass ich durch meine Sehnsucht nach Gilbert ein anderes Problem nahezu vergessen hatte: meine Diagnose.

»Wie geht es dir?«, fragte mein Vater.

»Eigentlich gut, aber jetzt, wo ich dich höre, ist mir doch etwas mulmig zumute. Ich kann mir denken, warum du angerufen hast.«

»Ich habe heute mit Professor Wurm sprechen können.«

»Und?« Ich ging mit dem Telefon, das in der Küche stand, in mein Zimmer.

»Er hat dir einen Termin in fünf Wochen gegeben. Das ist in der dritten Adventswoche. Früher ging es nicht. Du kommst doch Weihnachten sowieso nach Hause ...« Die Stimme meines Vaters brach. Ich konnte nicht ausmachen, ob es sich auf den Termin mit Professor Wurm bezog oder auf meine Weihnachtspläne.

»Ich werde da sein, der Termin ist wichtig«, erwiderte ich, obwohl ich gleichzeitig dachte, dass ich ihn am liebsten ignorieren würde. »Danke, dass du das für mich arrangiert hast. Aber hat der Spezialist schon eine Andeutung gemacht? Ihr kennt euch ja, da fragt man doch unter Kollegen nach ...«

»Nein, nichts«, erklärte mein Vater zögernd.

Als ich den Hörer auflegte, war ich mir nicht so sicher, ob dies stimmte.

4. Kapitel
Ein lauter Schrei nach Hilfe

Süddeutschland, Dezember 1991

Ein paar Tage später meldete sich Robert bei mir. Mit ihm hatte ich lange Spaziergänge unternommen, als ich nach meiner Sehnerventzündung meine Eltern in Bayern besucht hatte. Er war damals ebenfalls in dem Ort, um seine Familie zu sehen. Er selbst lebte in der Nähe von Regensburg mit vier anderen Studenten in einer Land-WG. Wir waren zusammen aufs Gymnasium gegangen, verkehrten in ein und derselben Clique, erst durch das Studium in verschiedenen Städten trennten sich unsere Wege, obwohl wir durch die heimatlichen Besuche nie vollkommen den Kontakt verloren hatten. Robert studierte Medizin und hatte erst vor einigen Monaten ein Praktikum in einem Krankenhaus in Tansania gemacht, wie er mir bei unserem letzten Spaziergang erzählt hatte. Begeistert war er davon zurückgekehrt und hatte gemeint, nach dem Ende des Studiums würde er als Arzt wieder dorthin zurückkehren.

Bei dem Telefonat hatte er mich zu einer Party eingeladen, und da sie unmittelbar vor dem Münchner Termin bei Professor Wurm stattfinden sollte, sagte ich spontan zu – »um mich abzulenken«. Eine gute Gelegenheit, nicht zu oft an Gilbert zu denken, der sich mehr als rar gemacht hatte. Nicht eine weitere Verabredung. Gut, das war seine Entscheidung.

Aber keineswegs wollte ich mir dadurch einen fröhlichen Abend – und das würde es bei Robert bestimmt werden – verderben lassen. Jetzt saß ich im Zug. Längst fuhr er durch das Bundesland Bayern. Gleich würde er in Regensburg halten. Robert hatte versprochen, dass er mich vom Bahnhof abholen wollte.

Auf dem Bahnsteig sah ich ihn sofort. Ohne Schal, ohne Handschuhe und in offenem Parka löste er sich von einem Pfeiler und ging zu den sich öffnenden Zugtüren. Er breitete die Arme aus, als er mich erblickte.

»Du bist gekommen!«, rief er. »Schön.«

»Was ich verspreche, halte ich auch – außer, es geschieht etwas Unvorhergesehenes.« Früher hätte ich einen solchen Nachsatz nicht gebracht, dachte ich. Seltsam, wie die Welt eine andere wurde.

Wir lachten uns an.

»Komm, mein Auto steht gleich da drüben.« Er deutete auf den Parkplatz neben dem Bahnhof. Robert nahm meine Tasche, legte mir den Arm um die Schultern, und wir schlenderten zum Ausgang.

Über eine triste Vorortstraße ließen wir die Stadt hinter uns und fuhren bald auf einer waldgesäumten Straße. Sie stieg etwas an, doch nach einer Biegung ging es in einem leichten Gefälle wieder nach unten. In Nebelschwaden getauchte Wiesen zogen an uns vorbei, in deren Mitte sich kleine Hügel erhoben, auf denen einzelne kahle Bäume standen. Nach weiteren sanften Steigungen und Senken fuhren wir nach einer knappen halben Stunde in das Dorf, in dem Robert lebte. Er bewohnte mit vier Männern und Frauen eines der letzten Häuser des Ortes, ein einfaches zweistöckiges Gebäude. Bislang hatte ich ihn hier noch nie besucht.

Im Haus war es warm und roch nach Feuer. Im Flur stapelten sich Holzscheite, auf den Dielenböden lagen robuste Sisalteppiche. Wir nahmen die Treppe zu Roberts Zimmer. Neben der Tür befand sich ein gusseiserner alter Ofen. Robert legte ein paar Hölzer in das in ihm brennende Feuer. Funken sprühten umher, danach loderte es auf. In der Mitte seines Zimmers stand ein Bett. Ansonsten: ein Sessel, ein Schrank, ein kleiner Schreibtisch sowie ein Regal mit vielen Büchern.

»So lebst du also«, sagte ich.

»Ja«, antwortete Robert. Mehr nicht.

Ich durchquerte den Raum und ging zum Fenster. Draußen war es inzwischen stockfinster. Nirgends entdeckte ich Licht, das von anderen Häusern kam.

»Du blickst anscheinend auf Wiesen und Felder?«

»Ja, ich mag es ruhig. Nie könnte ich wie du in der Stadt wohnen.« Robert stellte meine Tasche vorsichtig neben seinem Bett ab.

»Mir wär's wirklich zu weit weg von einer Stadt – von einer großen Stadt. Regensburg würde ich nicht unbedingt dazuzählen.«

»Das kann ich mir vorstellen.«

Wir lachten.

»Komm, lass uns noch einen Spaziergang machen. Es ist erst sechs Uhr.«

»Was? In der Finsternis? Ich bin doch gerade erst gekommen, und hier drin ist es so gemütlich.« Roberts Blick war unerbittlich. »Also gut«, sagte ich und gab mich geschlagen. »Aber nur kurz.« Ich boxte ihn spielerisch auf den Arm.

»Hier, nimm den dicken Pulli von mir – mit der dünnen Bluse wirst du frieren.«

Wir traten an die kalte Luft. Es roch erdig und feucht. Hinter dem Haus verlief ein Feldweg, den Robert einschlagen wollte.

»Wie kannst du hier was erkennen? Es ist völlig dunkel – ich sehe jedenfalls nichts.« Mein Freund aus Jugendtagen legte den Arm um mich.

»Was ist aus deiner Sehnerventzündung geworden?«, fragte Robert und führte mich sicher durch die Schwärze. Er musste den Weg schon viele Male gegangen sein, hätte ihm bestimmt auch blind folgen können.

»Mit der Sehnerventzündung ist jetzt alles in Ordnung, aber im Oktober …« Stockend und mit dünner Stimme begann ich zu erzählen. »Ich fing an zu stolpern, besser gesagt, ich tat das, weil ich in meinem linken Bein kein richtiges Gefühl mehr hatte. Mein Vater meinte, ich solle einen Neurologen aufsuchen. Du kennst ihn ja, er ließ nicht locker. Und dann suchte ich einen Neurologen auf.« Ich spürte, wie Robert kurz innehielt. Er sagte aber nichts, zog mich nur enger an sich. »Nach einer Kernspintomografie kam der zu der Ansicht, ich hätte MS. Und nach diesem Besuch bei dir werde ich weiter zu meinen Eltern fahren, um gemeinsam mit meinem Vater einen Termin an der Münchner Uniklinik wahrzunehmen.« Jetzt war es raus. Es fühlte sich gut an, dies geäußert zu haben, obwohl ich mir geschworen hatte, keinem Mann mehr von dieser Krankheit, die möglicherweise in mir steckte, zu berichten. Aber Robert war in meinen Augen kein potenzieller Liebhaber, sondern ein Freund. Und einem Freund konnte man das erzählen, was einen beunruhigte, wie schlimm es auch war.

»Das tut mir leid.« Selbst jetzt sagte Robert nicht mehr, aber als angehender Arzt war das schwierig für ihn. Wie mein Vater musste er wissen, was diese Diagnose letztlich bedeutete.

Ich wand mich aus seinem Arm und verschränkte meine eigenen vor der Brust. »Mir ist kalt, lass uns zurückgehen«, sagte ich nach einer Weile des Schweigens.

Robert nickte. Wir drehten um, gingen dicht beieinander den Pfad zurück, ohne uns zu berühren.

Aus der Küche drang lauter Gesang. Die Partyvorbereitungen für den Abend waren voll im Gange: Nudelsalate wurden angemacht, Sekt in den Kühlschrank gestellt und Bierkästen ins Bad getragen, um die Flaschen in der Wanne zu kühlen. Im Rekorder lief eine Kassette mit Schlagern: »... Tränen lügen nicht ...« Robert und ich begannen mit den anderen in der Küche mitzusingen, dabei war ich nicht ganz textsicher. »Ein verlorenes Herz bleibt für immer leer. Es ist nie zu spät ...«

Und wenn es doch zu spät ist? Jeden emotionsgeladenen und noch so sinnfreien Song – ob nun von Michael Holm oder von einem anderen Schlagersänger –, ich bezog ihn auf meine Situation. Wenn es nun tatsächlich zu spät war?

Ich wollte nicht daran denken, was dann wäre. Die Tränen lügen ja jetzt schon nicht, dachte ich. Doch an diesem Abend, so nahm ich mir wieder einmal vor, wollte ich nicht weiter an Krankheiten denken, sondern Spaß haben. Ich atmete tief durch und stimmte laut den nächsten Refrain an. Singend nahm ich zwei Teebecher aus dem Schrank und hielt sie Robert entgegen. Er verstand sofort: Ich hatte ihn um eine kleine Pause gebeten.

In seinem Zimmer schilderte Robert, wie herzlich, offen und lebensfroh die Menschen waren, die er in Tansania getroffen hatte.

»Weißt du, auch wenn dort Krankheiten, vor allem Aids oder HIV, als Fluch wahrgenommen werden, so gehören sie einfach zum Leben.«

Ich sah ihn fragend an.

»Jeder hat seinen Platz in diesen Stammesgesellschaften, egal ob gesund oder krank. Jeder wird so genommen, wie er ist, keiner muss sich ein schlechtes Gewissen darüber machen, dass er etwas nicht so gut kann wie ein anderer.«

Ich zweifelte an Roberts meiner Meinung nach beschönigender Sicht, dennoch hörte ich gern, was er sagte. Bedeutete es doch, dass man niemanden ausgrenzte. Nicht die, die nicht sehen konnten, nicht die, die nicht gehen konnten. Ich dachte an die Situation in Deutschland, an den Umgang dieses Landes mit seinen Kranken und Behinderten, an meine Situation und daran, dass ich nicht so sein wollte, wie ich war. Ich wollte gesund sein. Und eigentlich wollte ich schon immer nicht so sein, wie ich war. Aber das war ein anderes Problem.

»In diesem ostafrikanischen Land«, fuhr Robert fort, »gibt es viele Schwierigkeiten, und das Leben dort ist bestimmt schwerer als bei uns – trotzdem gehen die Menschen in Tansania so nett miteinander um. Sie haben den Blick für das wirklich Wichtige noch nicht verloren.«

Das konnte ich akzeptieren, da konnte ich ihm zustimmen. Aber was war das Wichtige? Was bedeutete das konkret? Für mich konnte ich es schnell beantworten: nicht krank zu sein. Bevor ich Fragen stellen konnte, sagte Robert: »Wir müssen nach unten gehen, wir werden bestimmt vermisst. Bald kommen die Gäste.«

Zwei Stunden später war das Wohnzimmer voller Frauen und Männer, die sich unterhielten oder tanzten. Robert zog mich zu den Tanzenden, in diesem Moment begann eine weitere Schlagerrunde. Frank Farian sang inbrünstig: »Kopf hoch, Baby … lehn dich an mich!« Mit schmachtender Miene bewegte sich Robert auf mich zu. »… es wird schon irgendwie gehen … Du schaffst es, du wirst sehen.«

Als ich morgens aufwachte, schloss ich schnell wieder die Augen. Viel zu hell. Ach, stimmt ja! Es hatte nachts zu schneien begonnen, und jetzt, am Tag, blendete der Schnee; die Sonne reflektierte das Weiß.

Wohlig schmiegte ich mich erneut in Roberts Arm. Wie schön sein sinnlicher Mund war. Wie herrlich er mich geküsst hatte. Die Nacht mit ihm war zart und stürmisch gewesen. Das Zusammensein so einfach, ganz selbstverständlich. Und er wusste von meiner Diagnose. Er hatte sich davon nicht abschrecken lassen.

»Bleib doch …« Robert blickte mich unverwandt an. »Kannst du nicht noch ein paar Tage mit mir verbringen?«

»Ich würde gern, aber das geht leider nicht.«

Mit übertrieben bedauernder Miene sah mich Robert weiterhin an.

»Nein, ich muss heute wirklich zu meinen Eltern fahren. In zwei Tagen habe ich den Termin an der Uniklinik München.«

»Klar.« Robert nickte. »Hab ich vergessen – du hast es mich vergessen lassen.«

»Kennst du die MS-Ambulanz der neurologischen Abteilung dort?«

»Nein, aber ich habe gehört, dass sie einen guten Ruf hat.«

Wir standen am Bahngleis, der Zug fuhr ein.

»Alles Gute, ich rufe dich an«, rief Robert und winkte, als ich in der Tür stand. »Und die Diagnose heißt noch lange nicht, dass du im Rollstuhl sitzen wirst.« Verdattert blickte ich ihn an. Konnte er Gedanken lesen? Natürlich – er kannte auch Bernd, wir beide hatten als Kinder uns einmal gefragt, ob wir lieber blind oder taub sein oder im Rollstuhl sitzen wollten. Es war wohl eine Möglichkeit gewesen, mit diesen denkbaren Behinderungen und dem Schauer davor umzugehen – von anderen Freunden hatte ich Ähnliches gehört. Dennoch waren die Antworten nie nah an mich herangekommen. Schrecklich war alles, wobei ich mich aber nicht mehr daran erinnern kann, was ich damals antwortete.

Nach zwei Stunden, vorbei an weiß gestäubten Bauminseln und Büschen, hielt der Zug in meiner Heimatstadt. Mein Bruder Nick stand am Gleis und wartete. Ich sah, wie eine Windböe ihm die langen braunen Haare ins Gesicht wehte. Er machte gerade seinen Zivildienst im Ort, danach wollte er Architektur studieren. Er lebte noch bei unseren Eltern.

»Bruderherz! Hier bin ich.« Ich sprang auf ihn zu und hakte mich bei ihm ein. So gingen wir zusammen zum Wagen.

Als Nick und ich zu Hause eintrafen, bückte ich mich zu der getigerten Katze, die behäbig auf uns zukam. Zu meinem siebzehnten Geburtstag hatte man sie mir geschenkt, doch als ich auszog, konnte und wollte ich sie nicht mitnehmen. Eine Weile tat sie so, als würde sie sich nicht mehr für mich interessieren, und streifte teilnahmslos an den Beinen meines Bruders vorbei. Ich lockte sie mit Worten, schließlich hob ich sie auf den Arm. Sie schnurrte.

Die Eltern begrüßten uns mit großem Hallo. Im Esszimmer roch es gut, wie jedes Jahr in der Adventszeit gab es am Abend heiße Kastanien. Nach einer Weile verschwand meine Mutter in Richtung Küche – »Ich muss mich ums Essen kümmern!« –, aber ich hatte das Gefühl, dass sie der Ansicht war, ich könnte ein paar aufmunternde Worte von meinem Vater gebrauchen.

Nick blieb – es war mir nur recht. Er wusste von meiner Diagnose und kannte meine Befürchtungen. In den folgenden

Jahren war er auf einmal nicht der kleine, sondern der große Bruder. Auch wenn seine stoische Art mich oft sprachlos zurückließ, beruhigte sie mich.

Auf einmal fing ich an zu weinen. Die Tränen flossen nur so über mein Gesicht.

»Jetzt wein doch nicht«, sagte mein Vater – er klang ein wenig hilflos.

»Aber ich habe solche Angst, Papa.«

»Jetzt warte erst einmal ab, was der Besuch in München ergibt.«

»Aber warum sollte Professor Wurm eine andere Diagnose stellen? Mehr als eine Kernspintomografie kann er auch nicht auswerten. Nur weil er eine Kapazität ist, wird er nicht unbedingt zu einem anderen Ergebnis kommen.«

»Eine Zweitmeinung ist bei schwierigen Diagnosen immer empfehlenswert. Jedem Krebspatienten sage ich das. Ein Arzt kann etwas sehen, was ein anderer völlig ignoriert hat. Ärzte sind genauso auf ein Team angewiesen wie etwa die Aufklärer in einem Mordfall.«

»Papa, hier geht es nicht um ein Verbrechen, hier geht es um mich. Und wenn nun dieser Professor zu keiner anderen Aussage kommt, wenn er ebenfalls denkt, ich habe MS – was dann?«

»Du weißt, ich bin kein Mensch, der herumspekuliert. Ich gehe die Dinge als Arzt sachlich an. Und solange ich nicht vom Gegenteil überzeugt bin, gehe ich davon aus, dass du nicht MS hast.« Es stimmt: Gefühliges und Vages liegen ihm nicht, er spricht lieber von Dingen, die wissenschaftlich fundiert sind.

»Genau! Das ist die richtige Einstellung.« Mein Bruder hatte sich in unser Gespräch eingeschaltet. »Hast du nicht auch gesagt, dass du Menschen mit MS kennst, und die seien ein ganz anderer Typ als Tine?«

Auf das, was Nick eingeworfen hatte, nickte mein Vater. Er zog den Aschenbecher näher zu sich heran, nahm eine Zigarette aus der Schachtel und sah mir über die Flamme hinweg ins Gesicht. Als ich den Blick meines Vaters erwiderte, überlegte ich, ob er als Arzt eine geeignete Person war, um mir, seiner Tochter, gut zuzureden und die Ängste einzudämmen. Plötzlich wurde mir klar, er fürchtete selbst, die Diagnose könnte wahr sein. Ich kannte seine Ansicht von sogenannten MS-Typen, also Menschen, die bestimmte Voraussetzungen hatten, diese Krankheit eher zu bekommen als andere. Aber diese Theorie war mir nie fundiert erschienen. Sie basierte auf bestimmten Verhaltensweisen und Charaktereigenschaften, beispielsweise Hartherzigkeit und Unnachgiebigkeit. Da wir alle drei Wesenszüge dieser Art bei mir verneinten, brachte uns am Ende die Rede über MS-Typen nicht weiter. Ich war verwundert, dass ausgerechnet mein Vater eine derartige Hypothese ansprach. Genau das verabscheute er doch – waghalsige Thesen zu verbreiten. Und doch tat er dies, wohl aus einem speziellen Grund: um mich zu schonen.

Zwei Tage später fuhren mein Vater und ich im Auto nach München. Die meiste Zeit schwiegen wir. An diesem Morgen hätte ich auch nicht gewusst, worüber wir uns hätten unterhalten können. Was hätte ich sagen sollen – was, außer HILFE schreien, ganz laut?

Nach über anderthalb Stunden Fahrt standen wir vor der Uniklinik. In der großen Eingangshalle versuchte eine Insel aus Grünpflanzen den Eindruck eines Krankenhauses zu verdrängen. Vergeblich. Gleich darauf liefen wir auf eine Wand zu, an der große Schilder angebracht waren, die zu den verschiedenen Ambulanzen führten. Patienten in Badelatschen und legerer Sportkleidung schlurften durch die Halle. Manche trugen einen Bademantel, andere nicht. Wir folgten dem Wegweiser zur »Neurologischen Ambulanz«, dazu mussten wir einen Aufzug nehmen, der uns in den dritten Stock brachte.

Zusammen mit zwei Ärzten in weißen Kitteln und meinem Vater stand ich im Neonlicht des Fahrstuhls. Ich fühlte mich unwohl. Voller Beklemmung dachte ich daran, wie ich schon als Kind die Atmosphäre in einem Lift kaum ertragen hatte. Es war dieses Gefühl des Eingesperrtseins, das ich nur schwer aushielt. Jetzt war ich aber vor allem angespannt, weil ich den Arzt treffen sollte, auf dessen Meinung mein Vater großen Wert legte.

Endlich hielt der Aufzug im dritten Stock. Der Flur schien einzig aus grauem Linoleum zu bestehen. Weit und breit kein Mensch. Nach kurzem Suchen fanden wir das Sekretariat von Professor Wurm, um uns dort anzumelden. »Grüß Gott«, empfing uns eine gepflegte ältere Dame mit Hochsteckfrisur. Sie glich meine Daten ab und legte einen gelben Patientenordner, in dem wohl meine Unterlagen aus Köln lagen, für ihren Chef bereit. »Bitte nehmen Sie doch einen Augenblick im Flur Platz. Der Professor kommt gleich.« Mit diesen Worten wies sie auf die Stuhlreihe vor der Tür.

Wenige Minuten später bat die Kapazität uns in sein geräumiges Arztzimmer. Der Professor war groß, stattlich, der Name Wurm hatte mich anderes vermuten lassen. Er trug eine Brille, hatte schütteres schwarzes, kaum grau meliertes Haar und sah mich, wie die meisten Neurologen, denen ich noch in Zukunft begegnen sollte, mit gütigen Augen an. Ich berichtete von den Sehschwierigkeiten, dem Krankenhausaufenthalt und den anschließenden Untersuchungen. Auch die kurzfristigen Probleme im Herbst, als ich meine Füße nicht richtig spürte, schilderte ich.

»Und wie geht es Ihnen jetzt?«

»Gut. In den letzten Wochen habe ich nichts bemerkt, was anders war als zuvor.« Der Professor senkte den Kopf und blätterte in dem Patientenordner. »Mein Vater hat Ihnen ja den Befund und die Bilder aus Köln zugeschickt ...« Ich setzte zu weiteren Erläuterungen an, da von ihm keine Reaktion kam.

»Deswegen sind wir heute hier«, schaltete sich mein Vater ein. »Wir möchten von Ihnen als Koryphäe Ihre Meinung einholen.« Danach fasste er aus medizinischer Sicht die Krankheitsaktivitäten und die Untersuchungen in Köln zusammen und sagte: »Sie haben auch die Aufnahmen vorliegen, die den Kopf meiner Tochter zeigen.«

»Danke, Herr Kollege«, bemerkte Professor Wurm. »Ja, ich habe sie mir angesehen, aber Sie wissen selbst, das, was man auf ihnen sieht, ist das eine. Wir behandeln schließlich keine Bilder. Für mich ist der klinische Befund entscheidend. Dazu möchte ich jetzt Ihre Tochter untersuchen.« Der Professor wandte sich nun mir zu. »Frau Unger, nehmen Sie bitte auf der Untersuchungsliege Platz.«

Der Neurologe prüfte mittels des Zeigefingertests mein Gesichtsfeld, dann die Reflexe, klopfte mir unters Knie und auf die Handgelenke. Zum Abschluss beobachtete er regungslos, wie ich auf einem Bein hüpfte. Am Ende der mir bekannten Untersuchungen folgerte er rätselhaft: »Wenn man etwas sehen will, sieht man etwas.«

»Wie soll ich das verstehen?«, fragte ich. »Was heißt das jetzt?«

Klinisch könne er im Moment nichts feststellen, erklärte der Mediziner. Aber das, was ich geschildert hätte, die Seh- und wenig später die Sensibilitätsstörung, dazu das, was er auf den Aufnahmen erkennen könne, all das weise auf eine Multiple

Sklerose hin. »Das tut mir leid …« Nachdenklich blickte er abwechselnd meinen Vater und mich an.

»Was können Sie denn auf den Aufnahmen erkennen?« Ich wollte eine eindeutigere Aussage.

Professor Wurm holte die Bilder aus der gelben Patientenakte und spannte sie vor einen hell leuchtenden Rahmen an der Wand. »Sehen Sie das hier?« Er zeigte auf einen bestimmten Punkt meines Gehirns.

Ich schüttelte den Kopf. Vor mir hatte ich etwas, das sich in meinen Augen nicht von einer Röntgenaufnahme unterschied. Mein Kopf war gleichsam ein Totenschädel, nur in verschiedenen Schnittbildern aufgenommen. »Was sollte ich erkennen?«

»An dieser Stelle Ihres Gehirns gibt es eine winzige Vernarbung, für die meisten kaum zu erfassen, schon gar nicht für einen Laien.«

Sosehr ich mich anstrengte, ich entdeckte nichts. Als ich zu meinem Vater blickte, registrierte ich, wie er nahezu bewegungslos auf die Bilder schaute. Konnte er die Vernarbung ausmachen? Sein Verhalten vermochte ich nicht zu deuten.

»Eine geringe Möglichkeit besteht noch«, führte Wurm seine Überlegungen fort. »Es könnte sein, dass es sich bei Ihnen nicht um MS, sondern um etwas anderes handelt, um eine sehr seltene Krankheit.« Er nannte zwei medizinische Begriffe, die ich aber nicht behielt. Ich hörte nur, dass er diese Möglichkeiten jedoch für extrem unwahrscheinlich hielt. Letztlich hieß das: Der MS-Spezialist in München bestätigte die Diagnose des Kölner Facharztes. Ich hatte MS.

In diesem Augenblick begriff ich, wie sehr ich gehofft hatte, Professor Wurm hätte eine andere Ansicht als Dr. Gambrovicz in Köln vertreten. Bodenlose Leere tat sich unter mir auf. Benommen hörte ich seine folgende Ausführung: »Um andere

Krankheiten auszuschließen und ganz sicher zu sein, fehlt allerdings eine letzte Untersuchung. Zur Absicherung der Diagnose sollte eine Lumbalpunktion vorgenommen werden.«

»Was für eine Punktion?«, fragte ich fast automatisch.

»Eine Lumbalpunktion«, wiederholte er. »Dabei wird Nervenwasser aus dem Rückenmark im Bereich der Lendenwirbel entnommen und anschließend untersucht.«

Ich wusste gar nicht, dass es Wasser im Rückenmark gibt.

»Keine Sorge, eine Punktion tut nicht weh, es ist nur ein kleiner Stich mit einer Hohlnadel«, erklärte der Professor, der anscheinend mein Gesicht beobachtet hatte. »Das müssen Sie auch nicht hier machen lassen. Das können die Kollegen in Köln vornehmen.«

»Und was passiert dann mit der entnommenen Flüssigkeit?«

»Analysiert man sie, lässt sich nachweisen, ob Entzündungszeichen vorhanden sind. Leukozytenwerte sind bei Infektionen erhöht, Glukosewerte wiederum bei bakteriellen Entzündungen niedriger als sonst. Weiterhin bemisst man die Menge von Lactaten, also die Milchsäurewerte, auch das freie Hämoglobin nach Blutungen, mithin die eisenhaltigen und sauerstofftransportierenden Eiweiße. Man kann dadurch aber ebenso sogenannte oligoklonale Immunglobuline bestimmen – sie sind das letzte Puzzleteil, das die Diagnose Multiple Sklerose eindeutig machen würde.« Für Professor Wurm waren diese Darlegungen medizinische Routine. Mir schwirrte der Kopf – hing an dieser Diagnose ja mein ganzes weiteres Leben.

»Wenn ich Sie richtig verstehe, dann liegen die ersten Teile des Puzzles bereits bei mir vor?«

»Ja. Sie hatten den klinischen Verlauf aus Seh- und Sensibilitätsstörungen, der bei einer MS häufig vorkommt. Auf den

Bildern sind kleinste Veränderungen festzustellen. Es fehlt nur noch die Untersuchung des Nervenwassers.«

Ich nickte stumm und blickte zugleich ratlos meinen Vater an. Wie oft hatte ich erlebt, dass er seinen Patienten voller Empathie Zuspruch gab. Er sollte nun meine schlimmsten Befürchtungen vertreiben, die Befürchtungen seiner Tochter. Doch nichts geschah. Er relativierte nicht die Aussage des Spezialisten. Er verweigerte den Lichtblick, den ich mir so von ihm wünschte. Stattdessen fragte er seinen Kollegen: »Sollte man nicht mit einer Prophylaxe beginnen?« An dieser Frage merkte ich, dass der Professor seine Vorahnung bestätigt hatte und er im Grunde nur unsicher gewesen war, wie die Behandlung für mich aussehen sollte.

»Nein, nein, Herr Dr. Unger«, wehrte Professor Wurm ab. »Ich verstehe Ihre Besorgnis, aber dazu ist es zu früh. Erst einmal muss die Diagnose vollkommen abgesichert sein. Doch sollte die Lumbalpunktion unsere Vermutungen bestärken, rate ich dennoch davon ab, jetzt schon Medikamente einzunehmen, um eine weitere Krankheitsaktivität zu verhindern – zumal es zurzeit keine gibt, die einen wirklichen Erfolg haben. Das kann sich aber sehr schnell ändern.«

Heute weiß ich, dass es vor zwanzig Jahren, als ich an MS erkrankte, tatsächlich noch keine Medikamente gab, die mir prophylaktisch hätten helfen können. Neben der Akuttherapie, in der das entzündliche Geschehen mit Cortison gestoppt wird, existieren inzwischen mehrere Möglichkeiten, mit Medikamenten die Krankheit zu verlangsamen. Heute gibt es Langzeittherapien, die die Krankheitsaktivität um ein Drittel senken. (Ich werde noch eingehender über diese Wirkstoffe berichten, allen voran Copaxone und Interferon.)

»Gibt es denn etwas, was ich trotzdem tun kann?«, fragte ich damals Professor Wurm. Es war klar, dass der Termin auf sein Ende zuging.

Er sah mich beruhigend an und gab mir einen Rat, der mich freute, aber auch verwirrte: »Ich kann Ihnen nur eines ans Herz legen: Leben Sie Ihr Leben wie bisher weiter.«

Die erste Zeit schwiegen wir, als mein Vater und ich wieder auf der Autobahn waren, um nach Hause zu fahren. Schließlich fragte ich:

»Papa, als Professor Wurm sagte, ich solle leben wie bisher, was meinte er damit?«

»Da man anscheinend von medizinischer Seite nichts unternehmen kann, wollte er dir damit zu verstehen geben, dass du dich von der Diagnose nicht durcheinanderbringen lassen sollst. Es hilft nichts, plötzlich zum Gesundheitsfanatiker zu werden oder ein Leben als Nonne zu führen. Du sollst dein Leben so fortsetzen, wie du es bisher getan hast.«

Nicht wirklich zufrieden mit der Antwort, nickte ich nachdenklich und bat ihn, mir noch einmal die Krankheit zu erklären.

»MS ist eine Erkrankung des Immunsystems – eine Autoimmunkrankheit. Das körpereigene Abwehrsystem – du erinnerst dich bestimmt an die weißen Blutkörperchen aus dem Biologieunterricht – greift nicht Eindringlinge wie Bakterien und Viren an, sondern den eigenen Körper, die Nerven.«

»Und warum passiert das?«

»Genau weiß man nicht, was diese Fehlreaktion des Körpers auslöst. Aber ich rate meinen Patienten, die diese Krankheit haben, ebenfalls, so weiterzuleben wie bisher. Sie sollen nur Stress meiden.«

»Stress?« Ich verstand nicht.

»Ja, denn Stress kann eine Abwehrreaktion auslösen.« Mein Vater konzentrierte sich auf den Verkehr und überholte einen Laster.

»Und durch eine solche Reaktion zeigt sich dann die MS?«

»Ja, dann hat man einen Schub. So wird es genannt, wenn eine körperliche Störung auftritt. So wie bei dir, als du nicht mehr gut sehen konntest oder später deinen Fuß nicht mehr richtig spürtest.«

Gedankenverloren blickte ich auf die Autokolonnen auf der Gegenfahrbahn. Wo wollten die Menschen alle hin? Ich wollte jedenfalls fort, fort aus meinem Leben. Ich dachte, vielleicht wäre es besser gewesen, wenn ich vor einem Jahr in Paris geblieben wäre. Dort war ich froh gewesen – dort wäre ich bestimmt nicht krank geworden. Man konnte sich so etwas aber auch einreden.

5. Kapitel
Halbseitige Lähmung und Krankenhausblase

Köln, April 1993

Mehr als zwei Jahre waren vergangen, seitdem ich mit meinem Vater in München bei Professor Wurm gewesen war. Für einen endgültigen Befund hatte er mir geraten, eine Lumbalpunktion zu machen, erst dann könne die Diagnose MS gesichert werden. Doch seit fast vierundzwanzig Monaten hatte ich mich darum gedrückt. Warum?, hatte ich mich gefragt. Warum sollte ich mir diese Bestätigung holen? Was würde sich daran ändern? Eine Prophylaxe mit speziellen Medikamenten schien es nicht zu geben, und in den vergangenen Monaten war es mir hervorragend ergangen. Ohne den definitiven Stempel »MS« konnte ich wenigstens weiterleben wie bisher – zumindest hatte ich mir diese Ausflucht so zurechtgelegt. Aber nur vordergründig lebte ich weiter wie bisher, wie man es mir auch geraten hatte. Ständig lag ich auf der Lauer, tief in meinem Innern war ich stark verunsichert.

Tagsüber stürzte ich mich in Aktivitäten, rannte innerlich weg. Ich besuchte meine Seminare an der Uni oder jobbte in dem kleinen Verlag. Abends ging ich aus, tanzte und schluckte trunken Tränen bei Songs wie dem von Mudhoney: »*You can run run run, but you cannot hide … 'cause the enemy is deep inside …*« War der Song tatsächlich von Mudhoney? Ich weiß es nicht mehr, aber ich höre ihn noch heute, wenn ich an die ersten Jahre nach der Diagnose dachte. Ich hatte das Gefühl, mich ohne Erfolg ständig wegzuducken. Sosehr ich auch rannte, der Feind war in mir – so wie es der Song vorgab. Es half nicht: Ich hatte MS.

Ähnlich verunsichert war ich durch mein Verhältnis oder Nicht-Verhältnis zu Gilbert – die jeweilige Sichtweise hing davon ab, wie unsere Begegnungen verliefen. Nach meiner Rückkehr aus Bayern hatte ich ihm vom Termin bei dem Spezialisten in München erzählt, dabei merkte ich, dass ich ihm gegenüber meine Furcht nicht wirklich benennen konnte. Zu fassungslos hatte mich diese Reise zurückgelassen. Und durch meine mühseligen Verdrängungsversuche wurden meine Gedanken und Gefühle diffus, waberten nur in mir herum. Gilbert fragte zwar dieses und jenes nach, aber weil ich nicht fähig war, eine klare Antwort zu geben, gab er es bald auf, weiter in mich zu dringen. Ich wusste nicht, ob Gilbert die richtige Person war, mir meine Ängste zu nehmen, dazu gaben wir beide vor, zu lässig miteinander umzugehen. Anders gesagt: Wir waren zu unverbindlich.

Nachdem wir abermals einmal einen recht unbefriedigenden Kinoabend miteinander verbracht hatten und uns anschließend in einer Bar durch den Rest des Abends treiben ließen, beschloss ich, dass dies ein Ende haben musste. Als ich die Toilette aufsuchte, betrachtete ich mich lange im Spiegel. Immer näher und näher rückte ich meinem eigenen Bild. Schließlich strich ich mit meinem Zeigefinger unter jenes Auge, auf dem ich einst kaum hatte sehen können. Das merkwürdige Empfinden, das ich schon den ganzen Abend über gehabt hatte, stellte sich wieder ein. So ging es nicht weiter. Etwas musste sich ändern, was hieß, mehr Verantwortung zu übernehmen. Für mich.

Diese Entscheidung verstärkte sich, als wir uns verabschiedeten. Wir standen vor unseren Rädern, und ich wünschte mir, Gilbert würde mit zu mir kommen. Bevor ich es sagen konnte, meinte er: »Du, Tine, ich muss morgen früh raus …« Ich wusste, was dieser Satz bedeutete: Er wollte allein bleiben, nicht die Nacht mit mir verbringen. Gut, sollte er das. Um mein Einverständnis zu signalisieren, küsste ich ihn. Nein, nicht auf den Mund, direkt daneben. Anschließend stieg ich auf mein Fahrrad und radelte los, ohne mich noch einmal umzuschauen.

Wütend trat ich in die Pedale, doch ich spürte, wie der Lenker nach rechts zog. Plötzlich steckte das Vorderrad zwischen zwei Pflastersteinen fest – und ich landete daneben. Verwundert blickte ich auf die glänzenden Pflastersteine. Es hatte zu regnen begonnen. Die nächtliche Szene prägte sich mir ein wie eine aus einem Film – aus der Vogelperspektive. Rechts von mir leuchteten die Neonschriften der Bar, vor ihr zeichneten sich dunkel und verschwommen einige Gestalten ab. In meiner Benommenheit hatte ich nur einen einzigen Gedanken: Jetzt ist es so weit, das war's nun … Ich spürte, wie Tränen die Wangen hinunterliefen, ganz von fern drang eine Stimme zu mir durch.

»Alles okay?« Gilbert zog mich an den Schultern hoch, rief ein Taxi und brachte mich nach Hause.

Am nächsten Morgen war der Schrecken vorüber. Erleichtert stand ich auf, ging schnellen Schrittes in die Küche und machte dabei ein paar Sprünge. Ich erinnerte mich an die Untersuchungen in der neurologischen Praxis in Köln und der Münchner Uniklinik. Die Ärzte hatten am Ende ihrer Untersuchungen überprüft, wie ich auf einem Bein auf der Stelle hüpfte. An diesem Morgen ging das problemlos. Test bestanden. Besorgt schüttelte ich den Kopf. Wo sollte das denn hinführen mit dem Rauchen und Trinken!? Wieder schob ich alles darauf, nicht auf das eigentliche Problem. Dieser Sturz hatte bestimmt nichts mit meinen früheren körperlichen Schwierigkeiten zu tun gehabt. Der Lenker war verzogen gewesen, die Pflastersteine zu glatt durch den Regen.

»Das bringt dich nicht weiter«, schimpfte ich nun laut mit mir in einem Selbstgespräch. Mit Zigaretten und Alkohol unterdrückte ich meine Angst. Auch sprach ich mit niemandem über meine Probleme. Leider. Es wäre eine große Hilfe gewesen, dies zu tun. Aus heutiger Perspektive weiß ich, wie hilfreich es ist, sich Unterstützung von Außenstehenden zu holen. Aber damals kam ich nicht auf die Idee, mich in einer Therapie psychologisch begleiten zu lassen. Ebenso wenig darauf, mich in einer Selbsthilfegruppe mit anderen MS-Kranken auszutauschen. Auf keinen Fall hätte ich dies getan. Ich wollte niemanden sehen, der MS hatte. Erst später war ich dazu bereit (davon werde ich noch berichten).

Ich selbst wusste nicht, wie ich mit dieser nun sehr wahrscheinlichen Diagnose umzugehen hatte. Wie sollten es denn meine Freunde tun?, dachte ich. Und schließlich teilte ich niemandem mehr mit, was in mir vor- und umging. Gleichzeitig sehnte ich mich danach, jemandem mein Herz auszuschütten. Vor dem Einschlafen erinnerte ich mich immer wieder an die schönen und innigen Momente, die ich mit Robert bei meinem Kurzbesuch gehabt hatte. Trotz der langen Zeit, die seitdem verstrichen war, hatte ich sie nicht vergessen. Dass Gilbert nicht der Mann sein würde, der mich bei meiner Krankheit begleiten könnte, war deutlich geworden. Aber Robert? Er war über fünfhundert Kilometer entfernt. Und bald war er mit seinem Studium fertig und wollte Deutschland verlassen. Eine

Fernbeziehung zu einem Mann, der in Tansania lebte – und dorthin war er später auch gegangen –, das war für mich unvorstellbar. Sicherlich hatte er inzwischen auch eine Freundin …

Nicht lange nach jener Partynacht, die wir zusammen verbracht hatten, rief er an. Auf eine seltsame Weise war es mir unangenehm, wobei ich mir nicht erklären konnte, warum dies so war. Einerseits war er derjenige, bei dem ich in der Lage war, von mir zu berichten, andererseits – wir kannten uns aus Kindertagen. Es war schon wieder alles viel zu vertraut.

»Servus«, sagte er, als er sich meldete.

»Du, ich bin gerade auf dem Sprung«, antwortete ich und wimmelte ihn ab.

Er blieb hartnäckig. »Tine, seit dieser Nacht gehst du mir nicht mehr aus dem Kopf.«

Ich lachte, wich ihm aus.

»Ich muss dich einfach wiedersehen. Ich komme am Wochenende, drück mir die Daumen, dass ich eine Mitfahrgelegenheit finde.«

Meine Reaktion war kaum dazu angetan, ihm das Gefühl zu geben, über alle Maßen erwünscht zu sein. Ich verhielt mich abwartend, wartete darauf, dass das Schicksal irgendwie eingriff.

»So ein Mist«, rief er zwei Tage später in den Hörer. »Ich kann nicht kommen. Ich soll dieses Wochenende als Sanitäter arbeiten, da kann ich nicht absagen. Tut mir leid.« Ich wusste, dass er mit diesem Job sein Studium verdiente, seine Eltern konnten ihm finanziell nur wenig dazugeben.

»Ach, dann sehen wir uns eben ein andermal«, erwiderte ich leichthin, war ich doch froh, dass es anscheinend doch so etwas wie ein Schicksal gab.

»Das wird schwierig – die nächsten Wochen muss ich mich

auf die Semesterprüfungen vorbereiten, und danach fliege ich nach Tansania, um in einem Krankenhaus zu hospitieren. Dennoch … ich denke ständig an dich.«

»Ach, wirklich?«

»Was ist, Tine? Hast du mich schon vergessen?« Er lachte, um seine Verlegenheit zu überbrücken.

Einen Augenblick blieb ich stumm. Was sollte ich ihm sagen? Um es uns beiden leichter zu machen, wählte ich ein drastisches Vorgehen: »Ich glaube, im Gegensatz zu dir habe ich mich nicht verliebt.«

Stille.

Dann: »Gut, dann weiß ich Bescheid.« Seine Stimme hatte brüchig geklungen, er legte sofort auf.

Augenblicklich fühlte ich mich schrecklich. Warum hatte ich das getan? Es stimmte nicht einmal. Sicher, da gab es Gilbert. Aber irgendwo gab es ihn auch nicht. Es schien, als wäre durch das Gespräch mit Professor Wurm meine Welt massiv aus den Fugen geraten, obwohl ich selbst es nicht wahrhaben wollte. Ich kam mir wie eine Marionette vor, die man jahrein, jahraus an den verschiedenen Fäden gezogen hatte – und auf einmal hatte man sie abgeschnitten. Es gab keinen Plan mehr, wohin es gehen sollte. Ich befand mich im freien Fall.

Und dieser Zustand dauerte nun seit zwei Jahren an. Immer hatte ich das Gefühl, im nächsten Moment aus dem Alltag gerissen zu werden. Rutschte ich etwa mit dem Absatz meines Schuhs die Treppe hinunter, dann war sie unweigerlich da, die Angst. Und alles um mich herum verdunkelte sich. War ich vorher noch beschwingt und fröhlich gewesen, so hatte sich dies schlagartig geändert. Was, wenn eines Tages die Krankheit wieder bei mir ausbrach? Ich einen Schub hatte? Wie sollte ich noch cool und lässig einem Konzert zuhören, wenn ich nicht mehr stehen und laufen konnte? Ganz zu schweigen von all den anderen gewohnten Dingen, die man so machte, wenn man auf seinen beiden Beinen unterwegs war? Schon jetzt spürte ich, wie ich mich mehr und mehr beobachtete, vor allem bei schnellen Bewegungen. Hatte ich es doch so geliebt, zu hüpfen und zu springen, mich schnell zu bewegen. Vor Angst und Verzweiflung hätte ich manchmal am liebsten nur geschrien.

»Ich schaue heute Abend mal bei dir vorbei.« Dass Gilbert anrief und ein Treffen bei mir vorschlug, war in der letzten Zeit kaum noch vorgekommen. Einige Tage waren nach meinem Fahrradsturz vergangen, und noch immer hatte ich vor, offen mit ihm zu reden. Der Moment schien günstig zu sein, denn so waren wir einmal allein und nicht im Kreis von Freunden, die er in letzter Zeit bei fast jeder Verabredung mitgeschleppt hatte. Kalle war nicht da, er war für mehrere Tage auf einem Trainingsseminar. Ein perfekter Augenblick.

Bis er auftauchen würde, setzte ich mich an den Schreibtisch und schrieb an meiner Seminararbeit weiter. Das war auch notwendig, denn sie sollte seit einem halben Jahr fertig sein.

Das Klingeln ließ mich hochfahren.

»Hey!« Früher als erwartet stand Gilbert in der Tür und lächelte verschmitzt.

»Wir sind schon eher fertig geworden«, sagte er und trat in Begleitung einer Freundin ein. Ich kannte Mechthild, schon öfter waren wir zusammen im Kino gewesen.

Wut stieg in mir hoch. Ich war zornig auf Gilbert, ebenso zornig auf Mechthild, obwohl sie nichts dafür konnte. Gilbert hatte sie nur zu seiner »Absicherung« mitgeschleppt. Das war ja nichts Neues. Und womit sie eigentlich eher fertig geworden waren, das sagte er auch nicht. Um mich zu beruhigen, ging ich in die Küche und setzte Kaffee auf. Wir tranken, rauchten und plauderten über Belangloses. Als Gilbert ins Bad ging, bat ich Mechthild zu gehen: »Bitte! Ich muss etwas Wichtiges mit Gilbert besprechen – allein.«

Sie verstand. Mechthild erhob sich sofort, griff zu ihrer Jacke und rief Gilbert ein »Tschüs« durch die geschlossene Badezimmertür zu. »Wir sehen uns ja morgen.«

Als Gilbert wieder am Tisch saß, redete ich nicht lange herum, sondern sagte: »Ich finde es immer so kompliziert mit uns.« Verständnislos blickte er mich mit seinen blauen Augen an. »Wie stehst du zu uns? Was bedeuten die Treffen mit mir für dich?«

»Für mich ist es okay.«

Das war nicht das, was ich hören wollte – ich wollte mehr Verbindlichkeit. Eine Antwort auf meine Fragen. Gilbert merkte, dass ich mehr erwartete, und fügte hinzu: »Ich dachte, so wie es ist, ist es für dich gut. Du hast deinen Spaß, ich hab meinen Spaß.«

»Nein, da täuschst du dich.« Ich rückte ein Stück von ihm ab und wiederholte noch einmal, worum es mir ging. »Was ist das für dich, was wir zusammen haben?«

Er schwieg, drückte seine Zigarette aus, nahm den Aschenbecher, schwenkte ihn in der Hand und sah zu, wie die Asche darin kreiste.

»Sag was!« Ich schob verärgert eine Haarsträhne aus dem Gesicht.

Gilbert wich meinem Blick aus und sah rechts an mir vorbei ins Leere. Minutenlang. Unerträglich.

»Genug!« Ich beugte mich vor, griff nach einem Weinkorken, der am Boden lag, und warf ihn nach Gilbert.

»Aua!«

Erschrocken sahen wir uns an. Dann lachten wir beide. Aber im Grunde war mir zum Heulen zumute. Weil ich selbst nicht formulieren konnte, was ich mir von unserer Beziehung wünschte, hatte mich darauf versteift, dass Gilbert es mir sagen würde. Diesen Gefallen hatte er mir nicht getan. Aber vielleicht sollte ich die Männer nicht so wichtig nehmen und mich mehr aufs Studium konzentrieren? Und ich musste ja auch nicht in Deutschland fertig studieren. Warum nicht Paris?

Dieser Gedanke ließ mich seit diesem Abend nicht mehr los. Er gefiel mir so sehr, dass ich in der nächsten Woche voller Elan meine Bewerbung an den Pädagogischen Auslandsdienst in Bonn schickte. Auf einmal hatte ich ein konkretes Ziel: Schluss mit dem ewigen Auf-der-Stelle-Treten. Paris, ich komme wieder!

Am folgenden Samstag veranstalteten Kalle und ich eine unserer seltenen, dann aber ausgiebigen Putzaktionen. Gemeinsam brachten wir angesammeltes Altpapier und Altglas zum Container. Anschließend saugte ich gründlich die Wohnung. Es war eine Freude zu hören, wie es im Saugrohr nur so klackerte. Meine Güte, was waren wir doch dreckig! Kalle begann inzwischen die Küche zu wischen, während ich mir, als ich mit Saugen fertig war, das Bad vornahm. Abends saßen wir müde am Küchentisch. Alles war aufgeräumt, selbst auf den Fensterbänken stapelte sich nichts mehr. Die Böden und die Spüle glänzten. Im Geschirrständer trockneten Teller, und auf der Ablage daneben standen saubere Tassen. Der ganze Raum roch frisch. Kalle hatte uns zur Belohnung aus »unserer« Imbissbude Pommes, Salat und Döner geholt. Wir waren hungrig von unserer gewaltigen Aktion, aßen voller Genuss. Als wir satt waren, spielten wir Karten.

»Mau-Mau!« Ich legte das letzte Blatt auf den Tisch. »Tut mir leid, Kalle, heute habe ich Glück«, rief ich. »Und es gibt keine Revanche, ich bin total müde und gehe jetzt ins Bett.« Schlaftrunken schob ich den Stuhl nach hinten. Im nächsten Moment sank ich in mich zusammen und fand mich unversehens auf dem Boden wieder.

»Na, so was …« Ich überspielte matt den Schreck.

»Mensch, da hättest du dir aber böse wehtun können.« Kalle sprang zu mir, fasste meinen Arm und zeigte auf die Tischkante neben meinem Kopf. »Ist dir was passiert?«

»Nein, nichts«, murmelte ich. »War wohl nur zu rasch aufgestanden. Ich gehe jetzt wirklich besser ins Bett. Das war wohl mein Kreislauf, nichts Schlimmes.«

Von einer Sekunde auf die andere hatte ich mein Gleichgewicht verloren. Alles war so schnell gegangen. Auch wenn ich anderes gegenüber meinem Mitbewohner behauptet hatte – im Stillen ahnte ich, dass mein Fallen kein Missgeschick gewesen war, wie es jedem einmal passieren konnte. Nur nicht weiter daran denken, beruhigte ich mich, erst einmal hinlegen.

Ich ging in mein Zimmer und legte mich ins Bett. Bis ich einschlief, kreisten die Gedanken. Wie ich gerade zusammengesunken war, das kam mir sehr seltsam vor. Sollte ich wegen der MS Kraft verlieren, ungeschickt aufstehen und stürzen? Insgeheim hoffte ich, dass wie bei anderen »Stolperern«, die ich in letzter Zeit zugegebenermaßen doch ab und zu erlebt hatte, am nächsten Tag alles wieder beim Alten wäre. Aber wenn nicht? Wenn dieser Sturz ein Schub war, einer von noch vielen folgenden, die mich einem Leben im Rollstuhl näher bringen sollten?

Nach bleiernem Schlaf erwachte ich am Sonntagmorgen. Als ich mich von der am Boden liegenden Matratze erhob, war alles wie sonst. Ich knickte nicht um. Glück gehabt, atmete ich auf. Doch die Erleichterung war nur kurz. War ich ohne

Schwierigkeiten auf meine Füße gekommen, so konnte ich dennoch nicht richtig gehen. Wackelig steuerte ich das Bad an, setzte unsicher einen Schritt vor den anderen. Die drei Meter quer durch mein Zimmer zogen sich ins Endlose. Im Bad wollten die Beine ebenfalls nicht so, wie ich wollte. Ich ging in Richtung Toilette, drehte mich – und fiel zwischen Schüssel und Dusche erneut auf den Boden.

Ich rappelte mich hoch. Verließ das Badezimmer. Im Flur schwankte ich an den Wänden entlang zur Küche, versuchte die Tränen zu unterdrücken, die mir über die Wangen liefen.

Kalles Zimmertür stand offen. Die Küche war leer, aber die Kaffeemaschine arbeitete bereits und gab gluckernde Geräusche von sich. Völlig erschöpft setzte ich mich auf einen Stuhl.

»Guten Morgen.« Kalle trat in die Wohnung, warf Schlüsselbund, Zeitung und eine Brötchentüte auf den Küchentisch.

»Willst du Käse? Oder lieber Marmelade?«, fragte er, wobei er, ohne mich genauer in Augenschein zu nehmen, auf den Kühlschrank zusteuerte und Milch und Butter herausholte. Nachdem er die Sachen auf den Tisch gestellt hatte, musterte er mich. Nach einer Weile sagte er: »Hast du dir gestern doch wehgetan? Du siehst keineswegs aus, als wäre alles in Ordnung mit dir. Mach mir nichts vor.«

Selbst wenn ich ihm etwas anderes hätte weismachen wollen, ich hätte es nicht gekonnt. Ich erzählte ihm von dem Sturz im Bad und wie wackelig ich mich diesen Morgen fühlte. Mühsam nur unterdrückte ich meine Tränen.

»Irgendetwas ist mit mir, ich weiß nur nicht genau, was.« Unsicher sah ich ihn an, als wenn er es mir verraten könnte.

»Jetzt trink erst mal einen Kaffee und frühstücke«, sagte Kalle. »Das ist bestimmt der Kreislauf, so wie du gestern Abend gesagt hast. Was sollte es sonst sein? Vielleicht ist ja eine Grippe im Anmarsch. Gut möglich, dass du dich deshalb so flau fühlst.« Mein Mitbewohner setzte wieder seine fröhliche Miene auf, vielleicht auch nur, um mir und zugleich sich selbst Mut zuzusprechen. Jedenfalls schenkte er sich jetzt einen großen Becher mit Kaffee ein und verschwand hinter der Zeitung.

Das warme Getränk beruhigte mich tatsächlich ein wenig. Trotzdem fühlte ich mich immer noch benommen. Ich überlegte: Kreislaufprobleme konnten es tatsächlich sein. In den letzten Wochen hatte ich zu wenig gegessen. Und schon gar nichts Gesundes. Ich nahm mir einen Apfel, schnitt ihn in Viertel und entfernte anschließend das Gehäuse. Ich hatte das Gefühl, als hätte ich gerade noch einmal die ganze Wohnung allein geputzt. Wieso hatte ich keine Energie? Verzweiflung breitete sich in mir aus. Wieder und wieder wurden meine Augen nass. »Gibst du mir einen Teil der Zeitung?«, fragte ich Kalle und biss in ein Apfelviertel.

Mein Mitbewohner blickte kurz vom Sportteil auf. Erneut sah er mich besorgt an. »Komm, nach dem Frühstück gehen wir ein bisschen an die frische Luft. Du bist ja ganz blass, und Sauerstoff hilft in diesen Fällen immer.« Kalle hatte natürlich eines seiner Patentrezepte auf Lager.

»Einverstanden.«

Nachdem die Zeitung ausgelesen war – ich hatte nur die Bilder überflogen, an die ich mich beim vorsichtigen Aufstehen vom Küchenstuhl längst nicht mehr erinnern konnte –, zogen wir uns an. An Kalles Arm stieg ich langsam die Treppenstufen hinunter. Als wir vor der Haustür standen, entschieden wir uns, den Grünstreifen aufzusuchen, der nicht weit von unserer Wohnung entfernt lag. Es war wirklich nur ein Grünstreifen, der in einen kleinen Platz mündete. Von einem Park konnte keine Rede sein. Kalle hakte mich unter und schleifte mich mehr mit, als dass ich selbstständig durch das vom nächtlichen Regen noch feuchte Gras ging.

»Na, siehste, es geht doch.« Er sah mich aufmunternd an.

»Mir ist immer noch komisch«, erwiderte ich. Keineswegs fühlte ich mich sicher auf meinen Beinen, und mir war zudem schlecht. »Ich würde jetzt lieber zurückgehen und mich ausruhen.«

»Klar, Chefin, wird gemacht.«

Zu Hause fiel ich schwer aufs Sofa, das in unserer Küche stand. Ich fühlte mich am Ende meiner Kräfte, völlig schlapp. Eine nahende Grippe konnte es nicht sein, Fieber hatte ich keines, auch keinen Husten, Halsschmerzen oder sonstige Erkältungssymptome. So wackelig hatte ich noch nie auf meinen Beinen gestanden. Eine weitere Aktivität der MS wurde für mich immer wahrscheinlicher.

Am Sonntagmittag klingelte Martha an der Wohnungstür. Sie war vor einigen Wochen in der WG über uns eingezogen, eine temperamentvolle Frau und genauso alt wie ich. Sie studierte Spanisch, und ich hatte sie beim Bäcker gegenüber unseres Hauses getroffen, als sie dort einen Zettel an einer »Nachbarschaftswand« anbrachte. Sie war auf der Suche nach einer Bleibe und mir sofort sympathisch. Sie trug eine grüne Lederjacke und hatte dichtes, schwarzes Haar, das sie hochgesteckt trug. Aber es wirkte nicht perfekt, sondern als wäre sie mit der Frisur ins Bett gegangen und gerade erst aufgestanden. Ich gab ihr den Tipp, dass in der Wohngemeinschaft ein Stockwerk höher gerade ein Zimmer frei geworden wäre. Die anderen Mitbewohner entschieden sich sofort für sie, und kurz darauf zog sie in unser Haus ein. Es dauerte nicht lange, und wir verbrachten viel Zeit miteinander. Martha wusste von der MS, es war mir nicht schwergefallen, ihr alles zu erzählen.

»Was ist denn passiert?«, fragte sie, als ich sie an diesem Sonntag bat, hereinzukommen. »Ich habe gerade Kalle vor dem Haus getroffen. Er wirkte sehr verstört. So kenne ich ihn gar nicht.«

Weinend stammelte ich, dass mir die Beine nicht mehr gehorchten.

»Nun beruhige dich erst mal«, sagte Martha, während sie mich sacht Richtung Küche und Sofa schob.

»Ich glaube, es geht los!«, rief ich. Ich konnte mich nicht beruhigen. »Martha, ich habe solche Angst. Ich fürchte, es ist ein Schub …«

»Beruhige dich«, sagte Martha erneut. »Du musst unbedingt einen Arzt aufsuchen, so geht es nicht weiter.«

»Nein«, widersprach ich, »dann gibt es kein Zurück mehr.«

Martha sah mich nachdenklich an, dann sagte sie: »Es gibt nie ein Zurück.«

Am Tag darauf fühlte ich mich weiter schummrig und schwach. Staksig lief ich durch die Wohnung. Kein Zweifel, die Schwierigkeiten, die ich gestern beim Laufen gehabt hatte, waren nicht über Nacht verschwunden. Ich steuerte aufs Badezimmer zu, als würde ich mich auf einem Schiff bei Windstärke neun befinden. Erneut knickten mir im Bad die Beine ein, ich konnte mich gerade noch am Waschbecken halten und den drohenden Sturz abfedern. Kalle war gestern Abend zu einem Spiel seines Handballclubs gefahren und hatte über Nacht bei einem Freund schlafen wollen. Doch Martha hatte versprochen, gleich nach dem Aufwachen nach mir zu sehen. Dafür hatte ich ihr einen Zweitschlüssel zu unserer Wohnung gegeben, es konnte ja sein, dass ich nicht in der Lage war, ihr zu öffnen. In diesem Moment hörte ich, wie sich im Schloss an der Wohnungstür ein Schlüssel drehte – das musste sie sein. Wahrscheinlich hatte ich in meiner Not das Klingeln überhört.

»Jetzt ist Schluss, wir gehen ins Krankenhaus«, sagte sie bestimmt, als sie sah, wie unsicher ich ihr entgegenging. Ich nickte, fühlte mich vollkommen hilflos und ihr ausgeliefert. Entschlossen packte sie Waschzeug, T-Shirts und eine Trainingshose in eine Tasche und brachte mich in die Notaufnahme der Uniklinik.

Als ich bei der Aufnahme schilderte, welche Schwierigkeiten ich übers Wochenende gehabt hatte, mussten wir nicht lange warten. Bald wurde ich aufgerufen und betrat einen kargen Untersuchungsraum, Martha wollte draußen warten. Dem diensthabenden Arzt berichtete ich, dass ich seit zwei Tagen nicht mehr richtig laufen könne. Er war jung, seine Augen wirkten übernächtigt. Ich erwähnte die morgendlichen Stürze und zeigte meine Male. Der Arzt begutachtete die blauen Flecken an Rücken, Po und Oberschenkel. Unschlüssig brummte er. Niedergeschlagen sah ich den Mann im weißen Kittel an und erzählte, dass bei mir Multiple Sklerose diagnostiziert worden sei. Seine Züge entspannten sich – wer weiß, was er sich gedacht hatte. Misshandlung? Alkoholismus?

Nachdem er von meiner medizinischen Vorgeschichte wusste, ließ er mich auf die neurologische Station bringen. Trotz meiner gedrückten Stimmung war ich froh, meine Sorgen endlich abgeben zu können. Fassungslos und zugleich fast erleichtert dachte ich: Jetzt ist es so weit. Seit der Sehnerventzündung und dem Arztbrief des Kölner Neurologen waren ja inzwischen zwei Jahren vergangen. Jetzt zeigte sich die MS – ich hatte einen Schub.

In den nächsten Stunden gehorchten mir die Beine immer weniger. Schockiert sah ich mich wie aus der Ferne. Bin das wirklich ich, die unsicher neben einer Schwester zum Aufzug läuft? Bin das ich, die zur neurologischen Station in den dritten Stock begleitet wird und ihre Tasche nicht selbst tragen kann? Schwankend hielt ich mich nah an der Wand, berührte sie zur Sicherheit, während ich ein Bein vor das andere setzte. Der Weg zum Aufzug kam mir vor wie eine Szene aus einem Horrorfilm. Ich habe auch keine Erinnerung mehr daran, ob Martha noch in meiner Nähe oder schon gegangen war. Ich nehme aber an, dass sie sich verabschiedete, als ich auf die Station begleitet wurde.

Die ersten Stunden im Krankenhaus erlebte ich wie in Trance.

»Guten Tag, ich bin Schwester Anna«, sagte eine junge Frau mit schwarzem Pferdeschwanz und weißer Schwesterntracht, als ich die neurologische Station betrat. »Ich führe Sie in Ihr Zimmer.«

Es war ein kleines Zweibettzimmer am Ende des Flurs. Nach und nach nahm ich den Raum wahr. Die Betten standen eng nebeneinander, dazwischen zwei Nachttische. Einer von ihnen war über und über beladen mit Saftflaschen, Jugendzeitschriften und einem Radiokassettenrekorder – ein junges Mädchen hatte ihn in Beschlag genommen. Bevor ich es genauer betrachten konnte, sagte Schwester Anna: »Dr. Schubert, der Stationsarzt, kommt gleich.« Dann verließ sie den Raum.

Ich setzte mich an den Tisch vor dem Fenster und wartete auf den Arzt. Bis er erschien, hatten das Mädchen und ich uns bekannt gemacht und die jeweiligen Gründe der Aufnahme in der Klinik erzählt. Sarah war sechzehn und »schüttelte«, wie sie es nannte. Seit der Kindheit hatte die sommersprossige, rothaarige Schülerin Krampfanfälle, musste Medikamente nehmen, die jedes Jahr stationär neu eingestellt wurden. Sie war es gewohnt, immer wieder im Krankenhaus zu sein.

Nach einer halben Stunde trat der Stationsarzt ins Zimmer. Er war knapp dreißig, hatte blondes, extrem kurz geschorenes Haar und befragte mich eingehend danach, warum ich in die Klinik gekommen sei. Ich erzählte von den Schwierigkeiten, die mich seit zwei Jahren begleiteten, und den Problemen beim Laufen seit diesem Wochenende. Ich beendete meinen Bericht mit den Worten: »Die Ärzte haben mir diagnostiziert, ich hätte MS.«

Dr. Schubert bat mich, mich aufs Bett zu legen, damit er mich untersuchen könne.

»Sie können hochkommen«, sagte er, nachdem er den Zeigefinger-Augen-Test (ich erfuhr dabei, dass er im Fachjargon Fingerperimetrie genannt wird) durchgeführt und meine Reflexe abgeklopft hatte. Es lag nahe, dass das Hüpfen auf einem Bein dieses Mal nicht überprüft würde. Ich konnte ja kaum auf beiden Beinen stehen, ohne mich festzuhalten. Nach der Untersuchung erklärte Dr. Schubert: »Wir werden bei Ihnen eine Cortisontherapie beginnen. Die nächsten fünf Tage bekommen Sie Infusionen mit je 1000 Milligramm Cortison.«

»Cortisoninfusionen habe ich auch erhalten, als ich auf dem einen Auge nichts mehr gesehen habe«, sagte ich.

»Ja, das wird in solchen Fällen immer gegeben«, bestätigte der junge Arzt. »Haben Sie das Medikament vertragen?«

»Ich hatte keine der Nebenwirkungen, die man mir aufzählte. Aber ich weiß nicht mehr, welche Dosis ich damals bekommen habe.«

»Das wird sich sicher feststellen lassen. Aber ist bei Ihnen schon eine Lumbalpunktion vorgenommen worden?«

Ich schüttelte den Kopf. Dass ich diese Punktion zur Absicherung der Diagnose längst hätte machen sollen, verriet ich nicht.

»Aber keine Angst, die werden wir uns nicht gleich heute vornehmen.« Der Stationsarzt sah mich aufmunternd an.

»Und wie lange werde ich hier bleiben müssen?«

»Ich denke, in zwei Wochen können Sie nach Hause.«

Zwei Wochen! Eine unendlich lange Zeitspanne für einen Klinikaufenthalt.

Schließlich blieb ich insgesamt drei Wochen im Krankenhaus. In diesen Wochen war ich gefangen in einer Blase – heute nenne ich es die »Krankenhausblase«. Ich befand mich in einem Schock- und Ausnahmezustand.

6. Kapitel
»Ein kleiner Rest wird bleiben«

Köln, Anfang 1993

Dr. Schubert legte eine Nadel in meinen rechten Unterarm und hängte eine Flasche mit Cortison an einen Infusionsständer. Ohne meine Augen von der glasklaren Flüssigkeit zu wenden, sah ich zu, wie das Medikament durch Plastikschläuche zur Infusionsnadel floss und ungefähr zwei Stunden lang langsam in meinen Blutkreislauf tropfte. Während ich Tropfen für Tropfen beobachtete, dachte ich nur eines: Ich hatte einen Schub, eine »entzündliche Aktivität der MS«, wie mein Vater es genannt hatte.

Fünf Tage hintereinander bekam ich nun diese Infusionstherapie mit 1000 Milligramm Cortison – in den nächsten Jahren sollte diese Behandlungsform zur Routine werden. Doch das wusste ich damals, im April 1993, noch nicht. Nach diesem Turnus wurde mir das Medikament in stark abnehmender Dosierung oral in Tablettenform verabreicht.

Ich fühlte mich wie auf Droge, aber auf einer sehr schlechten. Vor allem in diesen ersten fünf Tagen bekam ich die Krankenhauswelt nur bruchstückhaft mit. Das Personal, die wechselnden Krankenschwestern und das Ärzteteam der Station – alles rauschte an mir vorbei. Ich fühlte mich überdreht, aber auch unendlich erschöpft. Trotz des Cortisons ging es mir nämlich anfangs schlechter: Die Lähmung schritt voran, zunehmend konnte ich die linken Extremitäten nicht mehr bewegen, weder das linke Bein heben noch darauf stehen, linker Arm und linke Hand gehorchten ebenfalls nicht. Überhaupt fühlte sich die gesamte linke Körperhälfte an, als gehörte sie nicht zu mir, alles hing schlaff herunter. Mich im Bett umzudrehen, dazu war ich nicht in der Lage. Wenn ich die Seite wechseln wollte, musste ich um Hilfe klingeln. Es war schrecklich, den eigenen körperlichen Verfall zu beobachten. Er war so extrem, und er ging so rasch vor sich. Ich konnte mir kaum vorstellen, dass ich vor einigen Tagen noch Fahrrad gefahren war. Sarah sprang, sooft es ging, helfend ein, dabei hatte sie selbst genügend Probleme mit ihrer Gesundheit.

Jeden Tag wurden Untersuchungen durchgeführt. Neben den Standardanalysen wie Blut- und Urinkontrollen machte man von meinem Kopf ein Computertomogramm (CT) und im Kernspintomografen erneut elektromagnetische Aufnahmen (MRT). Und dann hieß es schließlich, man wolle Nervenwasser entnehmen, um es genauestens zu untersuchen. Nun gab es kein Entkommen mehr. Am dritten Tag tauchten Dr. Schubert und die Oberärztin Dr. Meierhahn nachmittags in unserem Krankenzimmer auf, um die Lumbalpunktion vorzunehmen, der ich mich bislang entzogen hatte. Sie schoben mein Bett in die Mitte des Raums, sodass mich beide Mediziner von allen Seiten »im Griff« hatten.

»Frau Unger«, sagte der Stationsarzt, »für die Untersuchung legen Sie sich bitte in eine seitliche Embryonalhaltung.«

Während ich mich mühsam in die gewünschte Position begab, erklärte er mir das weitere Vorgehen: »Durch die maximale Rückenkrümmung kommen wir gut an den Lendenwirbelbereich heran, um zwischen zwei Wirbeln über eine Hohlnadel etwas Nervenwasser zu entnehmen.«

Oberärztin Meierhahn holte eine lange Nadel aus der sterilen Verpackung, stellte sich hinter mich und beruhigte mich. »Keine Angst, es ist nur ein kurzer Stich … Jetzt tief einatmen.«

Ich holte tief Luft – und spürte den Stich kaum.

»Sehen Sie, es ist schon vorbei.« Die Oberärztin lief ums Bett und schwenkte eine kleine Ampulle mit durchsichtiger Flüssigkeit.

»Ganz langsam.« Dr. Schubert unterstützte mich, als ich mich wieder auf den Rücken legte. Dabei ermahnte er mich: »Sie müssen jetzt vierundzwanzig Stunden ruhig liegen, um keine Kopfschmerzen zu bekommen. Richten Sie sich nicht auf, bleiben Sie einfach liegen.«

Nichts anderes hatte ich in den vergangenen Tagen getan. Zu etwas anderem war ich nicht fähig gewesen. Als ob Sarah und ich sonst zu der Musik, die fast den ganzen Tag aus Sarahs Kassettenrekorder kam, durchs Zimmer tanzten …

Am Abend besuchten mich Martha und Gilbert. Ich wollte nach draußen, einmal nicht die Krankenhausluft einatmen – aber dazu mussten die beiden mich in einem Rollstuhl vor den Eingang der Klinik schieben. Sosehr ich mich bislang gegen dieses Ding gesträubt hatte, in diesem Augenblick war ich bereit, mich in ein solches Gefährt zu setzen. Ich wusste: Es war nicht für immer, nur vorübergehend, um der bedrückenden Stimmung im Krankenhaus zu entkommen. Die Entscheidung war also schnell gefallen.

Gilbert ging ins Schwesternzimmer und organisierte einen Rollstuhl, Martha half mir inzwischen beim Anziehen einer Jacke. Als wir den Aufzug geschafft hatten und ich draußen die Luft einatmete, wurde mir übel, und ich bekam Kopfschmerzen, weil mich alles so angestrengt hatte. Dass ich noch dazu einen Rollstuhl benötigte, fühlte sich schrecklich an. Es machte mir Angst, eventuell ab sofort weiter auf ihn angewiesen zu sein. Doch auch wenn die Angst unterschwellig in mir waberte, fühlte ich mich an dem Abend zu elend, um daran zu denken. Mir fiel sogar das Reden schwer, und so bat ich meine Freunde, mich bald zu meinem Bett zurückzurollen. Als ich erneut waagrecht dalag, war ich so erschöpft, dass ich trotz starker Kopfschmerzen fast augenblicklich einschlief. Von meinen Freunden hatte ich mich nicht einmal mehr verabschieden können.

Am nächsten Morgen trat Dr. Schubert ins Zimmer – meine Kopfschmerzen waren zum Glück fast verschwunden – und teilte mir die Ergebnisse der Lumbalpunktion mit: »Sie haben Multiple Sklerose.«

Gefasst vernahm ich die Nachricht. Längst hatte an der Diagnose kein Zweifel mehr bestanden.

»Was bedeutet das für meine Zukunft?«, fragte ich.

»Generell lässt sich das noch nicht sagen …« Der Stationsarzt versuchte mich zu beschwichtigen: »Doch was den aktuellen Schub betrifft, da haben Sie das Schlimmste in ein paar Tagen überstanden.«

»Was meinen Sie damit?« Ich verstand nicht. Was sollte denn schlimmer sein, als nicht mehr laufen zu können und die Aussicht, an einer unheilbaren Krankheit zu leiden?

»Im Moment sind Sie hier, um sobald wie möglich auf die Füße zu kommen. Morgen sind Sie auch so weit, um mit der Physiotherapie zu beginnen.« Dr. Schubert war meiner Frage ausgewichen und stellte das Positive in den Vordergrund.

»Und wie sieht danach die Prognose aus?«

»Das kann ich nicht sagen. Haben Sie noch ein paar Tage Geduld.« Fest blickte er mich an, die Hände in die Seiten gestützt. »Morgen ist Chefarztvisite, da werden Sie mehr erfahren. Aber vorab schon so viel: Nach den MRT-Bildern haben Sie nur einen kleinen Entzündungsherd.« Auf meinen fragenden Blick hin redete er weiter: »Und diese Entzündung stoppen wir ja gerade mit Cortison.«

»Und dann?« Ich gab nicht auf. Ich wollte eine Perspektive.

»Wir sind überzeugt, es wird wieder fast wie vorher ... Aber warten Sie auf das, was morgen der Chef sagt.«

Professor Maack war ein Chefarzt, wie ich mir immer einen vorgestellt hatte: hohe Stirn, weiser Blick, ungefähr Mitte fünfzig. Die Brusttasche seines Kittels beulte sich, Untersuchungslampe, Reflexhammer und unzählige Kugelschreiber standen heraus.

»Es sieht jetzt schlimmer aus, als es ist«, sagte er. Da war es schon wieder, das Wort »schlimm«.

»Wie soll ich das begreifen?«, fragte ich.

»Im Gehirn haben Sie einen Entzündungsherd, aber die Entzündung selbst ist klein«, erläuterte Professor Maack. »Jedoch befindet sie sich an einer entscheidenden Stelle.«

Ich lag im Bett und sah irritiert zu ihm hoch. So ganz konnte ich ihm nicht folgen.

»Sehen Sie diese weiße Stelle hier?« Der Chefarzt hielt die MRT-Aufnahmen gegen das Fenster.

Ich versuchte mich auf den Punkt zu konzentrieren, den er mir zeigte. In München, bei Professor Wurm, hatte ich das erste Mal Bilder dieser Art von meinem Kopf gesehen. Noch immer fand ich es gruselig, den eigenen Schädel wie einen Totenkopf zu sehen. Erkennen konnte ich darauf aber auch jetzt nichts. Nur eine graue ovale Masse mit vielen weißen Flecken, und links und rechts die Augäpfel.

»Das hier ist der Grund, wieso Sie im Augenblick diese

Schwierigkeiten haben.« Professor Maack wies auf einen der größeren weißen Flecke.

»Was bedeuten die weißen Flecken?«, fragte ich

»Flüssigkeit, genauer gesagt Wasser.«

»Und weshalb ist das so?«

»Sie kennen das sicher: Wenn Sie sich mit einem Küchenmesser in den Finger geschnitten haben, schwillt der Finger danach oftmals an. Das hat damit zu tun, dass sich in der Umgebung der Wunde Wasser einlagert.«

Ich nickte – bis dahin hatte ich nicht gewusst, dass der Finger aus diesem Grund dick wurde. Aber das war gut nachzuvollziehen.

»Etwas Ähnliches ist nun in Ihrem Gehirn geschehen. Sie haben dort eine Entzündung, und als Begleiterscheinung lagert sich Wasser ein. Das nennt man Ödem, anders gesagt, eine Schwellung.«

»Ich habe eine Schwellung im Gehirn?«

»Genau, und dieser Ort, an dem das Ödem sitzt, ist heikel. Es ist eine Schwellung im Bewegungszentrum, und aus diesem Grund können Sie im Moment nicht laufen.«

»Aber wie ist es zu dieser Schwellung im Gehirn gekommen?«

»Sie wissen ja, dass die MS eine Autoimmunkrankheit ist, bei der die Leukozyten, also die für die Abwehr zuständigen weißen Blutkörperchen, aus noch unbekannten Gründen das eigene Gewebe angreifen.«

»Ja – verursachen etwa die weißen Blutkörperchen die Schwellung?«

»Vereinfacht könnte man es so ausdrücken. Die Leukozyten sind ins Gehirn eingedrungen und lösen dort eine Entzündung aus, in deren Verlauf sich ein Ödem bildet. Und dieses bereitet

Ihnen Probleme. Stellen Sie sich ein abgedrücktes Stromkabel vor, ähnlich drückt jetzt das Ödem auf die Nerven. Daher kann im Moment kein ›Strom‹ weitergeleitet werden, die Beine können keine Impulse empfangen.« Zum Schluss fügte Professor Maack noch hinzu: »Aber Sie werden sehen, Sie werden sich bald besser fühlen. Wie viele Cortisoninfusionen haben Sie inzwischen erhalten?«

»Ich bin jetzt drei Tage hier ... Also wurde mir heute die dritte von fünf Infusionen gegeben.«

»Das Cortison wird das Ödem auflösen. Dann können Bewegungsimpulse, die vom Gehirn ausgehen, wieder aufgenommen und umgesetzt werden.«

»Ist das eine Therapie, die auch bei einem nächsten Schub wirkt? Sie kann doch nur bedingt einsetzbar sein, denn wieso kommt es, dass so viele Menschen mit MS später im Rollstuhl sitzen?«

»Das sind die Fälle, die einen schweren Verlauf nehmen. Es gibt aber eine Vielzahl von leichten Verläufen, die kaum sichtbare Auswirkungen zeigen, auch nicht nach Jahren.«

Ich wollte ihm nur zu gern glauben. Dennoch sah ich Professor Maack zweifelnd an. »Gibt es ein Medikament, mit dem man den Verlauf überhaupt beeinflussen kann?«

»Leider gibt es in dieser Hinsicht kaum Möglichkeiten ...«

»Aber?« Fragend sah ich ihn an. »Es klingt, als wüssten Sie doch von einer Möglichkeit.«

»Es existiert ein Wirkstoff, der die autoaggressiven Mechanismen hemmen kann: Azathioprin. Dieses Mittel, das die Immunabwehr unterdrückt – wir Mediziner nennen das Immunsuppression –, ist aus der Transplantationsmedizin und der Onkologie bekannt. Es ist in dem Medikament Imurek enthalten. Seit Jahren weiß man, dass es bei MS sehr gut wirkt. Um weiteren Aktivitäten vorzubeugen, raten wir Ihnen, jetzt mit einer immunsuppressiven Therapie zu beginnen. Imurek wird nach sechs Monaten wirksam. Doch bis dahin sind Sie noch durch das Cortison geschützt. Im Allgemeinen sagt man ja, die Krankheit werde im Schnitt alle zwei bis fünf Jahre durch Schübe aktiv. Und durch das Medikament kann man diesen Zeitraum noch vergrößern.«

Ich überschlug meine bisherigen Erfahrungen. Nach der Sehnerventzündung waren keine zwei Jahre vergangen, bis ich diesen schweren Lähmungsschub hatte. Wenn sich dies unterdrücken ließe …

»Also gibt es doch eine Möglichkeit, weitere Schübe zu verhindern?«, stellte ich erstaunt fest.

»Nun ja … nur sind es bei der Multiplen Sklerose rein empirische Erfahrungen«, bestätigte Professor Maack. »Noch haben wir keine großen wissenschaftlich abgesicherten Studien dazu. Leider. Doch seit über zwanzig Jahren wurde beobachtet, dass Azathioprin das Fortschreiten der Krankheit verlangsamt. Das lässt sich mit Gewissheit sagen.«

Dankbar hörte ich seine Ausführungen an und fragte, warum ich nicht schon früher damit behandelt wurde.

»Das hat mehrere Gründe: Weil es eben nur diese Erfahrungswerte gibt, ist eine Gabe von Azathioprin wegen möglicher Nebenwirkungen gut abzuwägen. Denn Imurek kann das Blutbild verändern und die Leber schädigen. Außerdem haben Sie durch das Medikament eine reduzierte Immunabwehr, was bei Infekten problematisch sein kann. Aber nach Ihrem bisherigen Verlauf werden wir ab heute Abend mit Imurek beginnen, von dem Sie dann dreimal täglich eine Tablette einnehmen. Doch Sie müssen jetzt regelmäßig ambulant Kontrolluntersuchungen machen und vor allem auf Ihre Leberwerte achten.«

Das alles wäre kein Problem, dachte ich, wenn die Tabletten mir helfen würden. Aber der Chefarzt hatte noch nicht alles gesagt.

»Dass Sie momentan viele Fragen haben, kann ich mir denken. Sie können sie alle Herrn Schubert stellen. Doch einen wichtigen Nebeneffekt bei Imurek muss ich Ihnen noch mitteilen: Azathioprin unterdrückt die Zellteilung. Daher dürfen Sie, wenn Sie es nehmen, nicht schwanger werden.«

»Da können Sie sicher sein, im Moment habe ich nicht vor, ein Kind zu bekommen. Wichtiger ist für mich zu wissen, wie es mit mir weitergeht.«

»Ich kann nicht in die Zukunft sehen, aber für die nächsten Wochen sieht alles gut aus.« Er sah mich beruhigend an und versicherte: »Sie werden bald wieder aufstehen.« Nach diesen Worten wandte sich Professor Maack meiner Zimmernachbarin zu.

Tatsächlich wurden die motorischen Schwierigkeiten Tag für Tag weniger. Zweimal täglich bekam ich Physiotherapie, die mir helfen sollte, Bewegungsmuster zu stimulieren. Vormittags und nachmittags holte mich Frau Wild, die Therapeutin, mit einem Rollstuhl ab und schob mich in den Gymnastikraum. Zunächst hatte ich nur gezwungenermaßen akzeptiert, dass man mich in diesem Gefährt herumfuhr. Bevor ich mir aber weiter die Schrecken eines Daseins im Rollstuhl ausmalen konnte, zeigte das Cortison seine Wirkung: Ich konnte allein das Bett verlassen und in Begleitung einige Schritte gehen. Bald war ich dazu in der Lage, allein im Zimmer herumzulaufen. Mit den Händen tastete ich mich von Bett zu Bett und zum Fensterbrett, dann wieder zurück. Ich traute mir sogar zu, ohne Hilfe ins Bad zu gehen. Und schließlich schaffte ich es in den Gymnastikraum, ganz allein, keiner musste mich stützen.

Frau Wild folgte mir nur und gab mir an Po und Schultern unterstützende Reize, die die Bewegung anbahnen sollten. Ich war glücklich. Es fühlte sich wunderbar, einfach fantastisch an, wieder auf den eigenen Beinen zu stehen und zu laufen. Die Methode, die ich bei Frau Wild kennenlernte, war von Berta und Karel Bobath entwickelt worden. Berta Bobath war eine 1907 in Berlin geborene Physiotherapeutin, ihr Ehemann Karel ein Kinderarzt. Mit ihrem Konzept wollten die beiden Patienten behandeln, die unter einer Erkrankung des zentralen Nervensystems litten. Es beruhte auf der Plastizität des Gehirns, dessen Fähigkeit zur »Umorganisation«. Das bedeutete: Gesunde Hirnregionen konnten danach die zuvor von den erkrankten Regionen ausgeführten Aufgaben neu lernen und übernehmen. Durch die Entzündung bei meinem MS-Schub waren die Nerven so geschädigt, dass sie den Bewegungsreiz nicht weiterleiteten – ich konnte ja zunächst die ganze linke Seite nicht bewegen. Frau Wild stimulierte und förderte nun also gewohnte Bewegungsmuster, indem sie diese über bestimmte »Bobath-Punkte« neu anbahnte.

Doch trotz ihrer Mühen – ich wurde schnell müde. Lief ich länger durch die Gänge der Klinik, zog ich bald das linke Bein nach. Ging ich mit Freunden nach draußen, kam ich nur wenige Meter weit und musste alle paar Schritte pausieren. Bislang hatte ich so etwas nur bei alten Frauen beobachten können – nun war ich diese alte Frau. Einige Male wollte ich im gewohnten Tempo aus dem Bett steigen – fand mich dann aber ungläubig auf dem polierten Linoleum wieder.

Erst nach mehreren Tagen im Krankenhaus rief ich meine Eltern an. Seit dem Besuch in der Münchner Uniklinik 1991 hatte ich mehrmals versucht, mit meinem Vater, dem Mediziner, darüber zu sprechen, was die Krankheit für mich und mein weiteres Leben bedeuten könnte. Binnen Kurzem erreichten wir einen Punkt, an dem wir stecken blieben, ich von ihm keine Hilfe erhielt, um mit meinen Ängsten umzugehen.

Meist sagte er dann: »Wenn du am Ende nicht mehr laufen kannst ...« Dabei sprach er nie das aus, was er wirklich dachte, schaute mich einfach nur ernst an, manchmal auch durch mich hindurch. Ich wiederum wurde wütend. Für ihn schien es entschieden zu sein, dass der Tag käme, an dem ich mich nicht mehr eigenständig fortbewegen konnte. Dabei hatte ich zu diesem Zeitpunkt noch keine Schwierigkeiten mit dem Laufen. Und gleichzeitig nahm ich ja selbst an, dass ich eines Tages im Rollstuhl sitzen würde. Aber wie gesagt: Die Gefühle fuhren mit mir Achterbahn.

Mir war klar, dass es für ihn als Arzt nicht leicht war zu wissen, dass die eigene Tochter eine Krankheit hatte, für die es offensichtlich keine Medikamente gab, die ihren Verlauf stoppen konnten. Als ich dann 1993 mit einem neuen Schub in der Kölner Uniklinik war, wusste ich zumindest mehr, als ich wollte, über MS und ihre Behandlungsmöglichkeiten: Cortison brachte bei akuten Schüben schnelle Erleichterung, aber kein Medikament – auch nicht Imurek – verhinderte, dass die autoimmunen Reaktionen weiter erfolgen konnten. Die Wirkmechanismen bedeuteten ja, wie ich wüsste, dass Markscheiden geschädigt würden, erinnerte mich Professor Maack. Die Markscheiden, auch Myelinscheiden genannt, erklärte er weiter, seien Hüllen aus Eiweiß und Fetten, die die Nervenfasern umgäben. Sie führten vom Gehirn zum Rückenmark und gäben einzelne Impulse weiter, etwa, dass Fremdkörper beseitigt werden müssten. Doch bei der Autoimmunerkrankung MS sei das Abwehrsystem fehlgesteuert: Eine Untergruppe der weißen Blutkörperchen überwinde dabei die sogenannte Bluthirnschranke und greife körpereigene Strukturen an. Sie attackiere die Myelinscheiden, und immer mehr Entzündungsherde entstünden. Zum Schluss meinte er: Mit Imurek könne man das unterdrücken.

Es schien wirklich sehr komplex zu sein, was sich in meinem Gehirn abspielte. Kaum vorstellbar. Aufmerksam war ich den nüchternen Ausführungen gefolgt. Doch dies war nur die sachliche Sicht, der Horror spielte sich tief in mir ab.

Mein Vater war froh über meine Entscheidung, es mit Imurek zu versuchen. Er legte es mir in unserem Telefonat auch deshalb nahe: »Bei einer Schädigung der Markscheiden kommt es zu sogenannten Einschnürungen. Mit der Folge, dass die einzelnen Impulse bei dir irgendwann immer langsamer werden und möglicherweise am Ende gar nicht mehr an ihr eigentliches Ziel gelangen.«

»Du machst mir Angst«, entgegnete ich meinem Vater.

»Das kann ich mir vorstellen – wenn du mich fragst, was deine Zukunft betrifft, lautet mein Rat daher: Suche dir so schnell wie möglich einen Beruf. Später wird es immer schwieriger werden, dass man dich einstellt.«

Nach dieser Empfehlung schwiegen wir beide. Ich war einfach nur sprachlos. Mein Leben war auf den Kopf gestellt worden, ich wusste nicht, wie es mit mir weitergehen würde. Ich konnte mich gerade wieder bewegen und wollte alles tun, um bald wie früher laufen zu können. Was mein Vater sagte, schien mir in dieser Situation völlig absurd. Ich war mitten im Studium und hatte keine Ahnung, wie ich es beenden sollte – und alles, was er mir riet, bestand darin, mir einen Beruf zu suchen … Vor Verzweiflung konnte ich nur schreien – mein Vater verstand meinen Ausbruch aber nicht. Er ging nicht darauf ein, auch später nicht, wiederholte nur von Zeit zu Zeit gebetsmühlenartig seine Rede von dem Beruf, den ich mir suchen solle. Im Rückblick gebe ich zu: Er hatte recht. Meine Arbeit, die ich heute habe, gibt mir große Sicherheit und feste Bezugspunkte im Leben. Ich fürchte, seine Empfehlung erreichte mich damals zu früh, um ihm dankbar dafür sein zu können.

Um uns beide zu schonen, blieben wir am besten bei den Fakten. Ich wollte von ihm wissen, warum Frauen doppelt so häufig von MS betroffen seien wie Männer. Das hatte er mir einmal gesagt. Ich hatte auch einen weiteren Umstand erfahren, nämlich dass Multiple Sklerose die häufigste neurologische Erkrankung bei jungen Frauen ist – wobei zu diesen Krankheiten etwa Epilepsie, Morbus Crohn, Bandscheibenvorfälle, Depressionen oder Schlaganfälle zählen.

Auf meine Nachfrage führte er aus: »Aus den Studien, die ich bislang dazu gelesen habe, geht nicht hervor, warum Frauen so häufig daran erkranken. Das ist bislang nicht erforscht worden.« Danach erzählte er mir stundenlang von den einzelnen Untersuchungen, die über MS in den letzten Jahren gemacht worden waren. Nach diesen Gesprächen mit ihm hatte ich mir gemerkt, dass ich ihn ansprechen konnte, wenn ich eine fachliche Erklärung brauchte, aber in meiner seelischen Not konnte ich mich kaum an ihn wenden.

Daher hatte ich ihn nicht sofort angerufen, als ich ins Krankenhaus gekommen war. Und auch meine Mutter wäre keine große Hilfe gewesen, sie hätte sich nur aufgeregt und sich Sorgen gemacht – die hatte ich selbst genug. Da war es einfacher und viel entlastender, wenn mich Martha, Kalle oder andere Freunde in der Klinik besuchten. Sie hatten, nachdem ich ihnen mitgeteilt hatte, es sei nun endgültig bestätigt, dass ich Multiple Sklerose hätte, nicht entsetzt reagiert. Ohne viel Worte gaben sie mir zu verstehen: »Wenn du nicht mehr gut laufen kannst, dann ist das eben so. Aber auf uns kannst du dich verlassen.« Was mich beruhigte, wenn ich wieder einmal entsetzt war über das, was mit mir geschah. Auf das, was in meinem Körper wütete, hatte ich keinen Einfluss. Diese Plötzlichkeit, mit der ich von einem Tag auf den anderen in einen Zustand gekommen war, der mich im wahrsten Sinne des Wortes umhaute – es war nicht zu begreifen.

Die Freunde, allen voran Martha, taten mir gut, weil sie einfach bei mir waren. Aber auch, weil sie sich mit mir über meine Fortschritte freuten, die ich täglich machte. Wenn ich etwa plötzlich ohne Hilfe aufstehen und ein paar Schritte gehen konnte, ohne mich festzuhalten, wenn ich die linke Hand aus ihrer »Krallhaltung« zu lösen und den linken Arm wieder hochzuheben vermochte. Frau Wild war ebenfalls stolz auf meine Entwicklungsschritte und meinte: »Sie sind meine Vorzeigepatientin.«

»Martha, schau mal!«, sagte ich eines Tages, als sie das Zimmer betrat. Stolz drehte ich den Kopf und zeigte ihr die Banane, zu der ich meine langen gelockten Haare hochgeklammert hatte.

»Wow … Super!« Martha kam zu mir und umarmte mich. Sie hatte gesehen, wie schlaff meine Arme an mir herabhingen, und nun war es mir gelungen, eine Hochsteckfrisur hinzubekommen.

Eines Tages besuchte mich dann Gilbert. Ich hatte verstanden, obwohl er es nicht direkt ausgesprochen hatte, dass er nach der Trennung von seiner Freundin im Moment keine feste Beziehung eingehen wollte. Spaß haben, das war zu seinem Lebensmotto geworden – und so schmerzhaft es war, ich hatte dies zu akzeptieren: Er war nicht der Freund, der bereit war, schwierige Situationen mit mir gemeinsam durchzustehen. Und so hatte es mich nicht weiter erstaunt, dass er bislang nicht in der Klinik aufgetaucht war.

Als er ins Zimmer trat, leicht verlegen, mit einer durchsichtigen Plastiktüte unter dem Arm, erkennbar gefüllt mit Bananen und Äpfeln, war gerade Martha anwesend. Sie betrachtete Gilbert skeptisch, wie einen Eindringling – ich hatte ihr einiges von ihm erzählt, ohne dass sie ihn kennengelernt hatte –, schließlich zeigte sie zum Fenster: »Dort ist noch ein Stuhl, den kannst du dir holen.«

Gilbert nickte und tat, was sie ihm aufgetragen hatte, vorher legte er jedoch das Obst mit den Worten »Für dich« auf mein Bett und zog außerdem eine Kassette mit Musik, die er selbst zusammengestellt hatte, aus seiner Tasche.

Martha hatte einmal gemeint, Gilbert würde einen großen Bogen um mich machen, da ich in seinen Augen Probleme hätte, die er nicht bewältigen könne, dass für ihn alles viel zu kompliziert sei. In diesem Moment reizte es sie offenbar, ihn zu provozieren: »Wie wäre es eigentlich für dich, wenn deine Freundin auf einmal im Rollstuhl sitzen muss – würdest du damit umgehen können?« Sie nestelte an ihren Haaren herum, es schien, als würde sie »ganz nebenbei« diese Frage stellen.

Gilbert hätte am liebsten das Krankenzimmer verlassen, das war ihm anzusehen. Er starrte auf die Tüte mit dem Obst, als wenn sie ihm eine Antwort verraten könnte; doch die Äpfel und Bananen schwiegen. Als die Stille kaum noch zu ertragen war, sagte er: »Als ich Zivildienst ableistete, fuhr ich Schwerkranke im Rollstuhl spazieren. Die meisten von ihnen waren alt. Sie waren müde, und einige wollten nicht mehr leben. Die jammerten und jammerten. Das ging über Monate und Wochen …«

»Das kann ich gut verstehen«, warf ich ein, ohne weiter abzuwarten, was Gilbert weiter zu Marthas Frage sagen würde. Ich konnte es mir schon denken. Er wäre nicht dazu in der Lage, eine Freundin zu haben, die im Rollstuhl saß. »Wenn ich definitiv nicht mehr laufen kann, werde ich mich umbringen.« Ich weiß nicht mehr, warum ich das sagte – vielleicht war ich in diesem Moment müde gewesen, vielleicht kamen durch Gilberts Ausführungen Gedanken bei mir hoch, die mich trotz allem trösteten. Wenn ich verzweifelte, stellte ich mir nämlich den Tod als letzten Ausweg vor.

»Das ist konsequent«, bemerkte Gilbert. »So krank kann man gar nicht sein, dass man … Wenn man will, kann man sich immer irgendwo hinunterstürzen – auch im Rollstuhl.«

»Wie kannst du so etwas sagen?«, rief Martha empört. »Das ist vollkommen zynisch. Immer gibt es einen Ausweg, eine Sichtweise auf das Leben, die lohnenswert ist, unabhängig davon, ob man gehen kann oder nicht.«

»Gilbert hat aber recht«, schaltete ich mich wieder ein. »Im Grunde ist die Möglichkeit, in eigener Entscheidung das Leben zu beenden, ein beruhigender Gedanke – wenigstens theoretisch.«

»Aber das ist doch traurig, Selbstmord als einzigen Ausweg zu sehen.« Martha schüttelte heftig den Kopf. »Ich kann mir nicht vorstellen … Sollte es je bei dir dazu kommen« – sie wandte sich an mich –, »dass du mit dem Gedanken spielst, diesen Weg zu wählen, so werde ich alles unternehmen, um es zu verhindern. Nein, du bist nicht der Typ dafür, sich eigenhändig umzubringen. Du hast viel zu viel Lebensfreude in dir.«

Ich hoffte es.

Martha trieb Gilbert noch derart in die Enge, dass er uns

bald verließ. Beim Hinausgehen sagte er: »Wir sehen uns! Freu mich schon darauf, wenn wir auf Konzerte oder ins Kino gehen. Wird bestimmt nicht mehr lange dauern.«

Als er fort war, seufzte Martha und meinte: »So ein Idiot, vergiss ihn. Der denkt nur an sich.«

Ich wollte Partei für ihn ergreifen, war dazu aber nicht fähig. Ihre Einschätzung stimmte.

»Guten Morgen, die Damen.« Professor Maack betrat mit der Oberärztin Dr. Meierhahn, Dr. Schubert, zwei Ärzten im praktischen Jahr und Schwester Anna unser kleines Krankenzimmer – wieder einmal war wöchentliche Chefvisite.

Der Chefarzt beugte sich mit einem verschmitzten Lächeln über Sarahs Rekorder und sagte: »Können wir das hier einen Moment ausmachen?« Sarah stellte das Gerät sofort aus, gerade hatten wir die amerikanische Rockband B-52's gehört. Professor Maack verschränkte seine Hände unterhalb seiner vollgestopften Arztkitteltaschen, während er sich zuerst an mich wandte: »Frau Unger, die Physiotherapeutin hat gestern Gutes berichtet.« Danach sah er mich aufmunternd an und zeigte auf mein Bett. »Darf ich?« Ich nickte, und er setzte sich auf den Rand des Krankenbetts. »Erzählen Sie mal«, fuhr er fort. »Wie geht es Ihnen inzwischen?«

Freudig berichtete ich, dass ich wieder laufen könne, wenigstens ein paar Schritte.

»Das ist schön zu hören, aber übertreiben Sie es nicht.« Er sah mich zwinkernd an. Ich lachte.

»Wir meinen das ernst«, bestätigte die Oberärztin. »Gönnen Sie sich etwas Ruhe.« Ich verstand nicht, was sie damit meinte, doch dann folgte eine Erklärung: »Wir kennen die Situation junger MS-Patienten schon länger und haben Erfahrung. Wir freuen uns natürlich, wenn es ihnen besser geht, aber wir beobachten immer wieder, dass sie sich überfordern.«

»Wie sind denn nach Ihrer Erfahrung junge MS-Patienten?«, fragte ich.

»Junge Patienten mit MS lassen sich keine Zeit«, erläuterte Dr. Meierhahn. »Sie unternehmen zu schnell zu viel, und dann treten erneut Ausfallserscheinungen auf.«

»Was meinen Sie damit?« Meine zuversichtliche Stimmung schwand augenblicklich.

»In Ihrem Fall würde das bedeuten, dass Sie sich erneut schlechter bewegen können. Gehen Sie also alles etwas langsamer an.«

»Aber was passiert dann? Was besteht da für ein Zusammenhang? Warum soll ich Probleme bekommen, wenn ich versuche, gegen meine Unbeweglichkeit anzukämpfen? Hat das etwas mit dem Cortison zu tun, mit seinen Nebenwirkungen?«

»Nein, damit nicht … Sie hatten einen schweren Schub, von dem Sie sich zwar schnell erholt haben – geben Sie Ihrem Körper aber trotzdem Zeit, sich zu regenerieren.«

Als der Tross der Ärzte Sarah ihre neue Medikamenteneinstellung erklärte, dachte ich daran, mich nicht von den Warnungen beeindrucken zu lassen. Ich gab mich optimistisch. Ich würde schon merken, wenn's zu viel würde. Hauptsache, ich konnte wieder laufen.

Acht Tage später durfte ich nach Hause, Sarah konnte gleich nach der Chefarztvisite das Krankenhaus verlassen. Bevor ich meine Sachen packte, sagte Dr. Schubert zu mir: »Sie werden sich weiter erholen. Die Cortisontherapie hat bei Ihnen gut angeschlagen.«

»Aber es wird noch besser, oder?« Ich sah ihn direkt an – er sollte mir nicht ausweichen.

»Ja, das Cortison wirkt einige Wochen nach. Außerdem erhalten Sie jetzt Imurek, das weitere Krankheitsaktivitäten verhindern wird.« Er blickte in die Patientenmappe. »Wie ich sehe, werden Sie in den nächsten zehn Tagen noch Cortison bekommen, aber in geringerer Dosierung und in Tablettenform. Danach können Sie damit aufhören.«

»Werde ich je wieder so gehen können wie zuvor?« Diese für mich wichtige Frage hatte ich meinem Vater gestellt, als er mich im Krankenhaus angerufen hatte. Er hatte sie mir nicht beantworten wollen. Nun richtete ich sie an den Stationsarzt.

»Das kann ich nicht mit Sicherheit sagen«, erwiderte er. »Aber so viel doch: Es werden kaum Reste bleiben. Sie hatten Glück, die Ausfälle können Sie mit der Zeit kompensieren. Sie werden später kaum etwas merken.«

7. Kapitel

Neubeginn mit einem Rollator

Köln, Mai bis September 1993

Hier, der ist für dich.« Kalle reichte mir einen Brief, als er die Küche betrat und seine Sporttasche abstellte. Da es mir schwerfiel, die zwei Stockwerke zu bewältigen, um die Post zu holen, brachte sie meist mein Mitbewohner mit, wenn er nach Hause kam.

»Wer hat mir denn den geschickt?« Der Umschlag sah offiziell aus. Aha … ein Brief aus Bonn … vom Pädagogischen Austauschdienst. Daran hatte ich die letzten Wochen überhaupt nicht mehr gedacht. Und wenn doch, so hatte ich den Gedanken schnell beiseitegeschoben und gehofft, keine Antwort zu erhalten. Hatte ich mich wirklich um eine Stelle als Assistenzlehrerin in Frankreich beworben? Das war in einer anderen Zeit geschehen. In einer Zeit, in der das Gehen selbstverständlich gewesen war wie alles andere in meinem Leben. Auch wenn Dr. Schubert gesagt hatte, es würden kaum Reste bleiben, so war ich weit von einer solchen Feststellung entfernt. Sicher, noch vor einer Woche hatte ich in der Klinik gelegen, trotzdem konnte ich einschätzen, dass es Wochen, wenn nicht Monate dauern würde, bis mein Nervensystem die Ausfälle zu kompensieren vermochte, indem es neue »Leitungen« legte.

Ich riss den Umschlag auf, holte das Schreiben heraus und las es, während ich mich aufs Küchensofa setzte:

Sehr geehrte Frau Unger,
zu Ihrer Bewerbung vom 15. Oktober 1992 und dem Auswahlgespräch am 23. Februar 1993 in Bonn teilen wir Ihnen mit, dass Sie ab 1. Oktober 1993 für einen Posten in der Académie de Versailles zugelassen sind. Ein Vortreffen findet vom 15. bis 16. September 1993 in Straßburg statt. Für weitere Auskünfte melden Sie sich unter der Telefonnummer …

Der Brief teilte mir mit, dass meine Bewerbung erfolgreich war! Ab Oktober 1993 sollte ich für ein Jahr an der Académie de Versailles – also in der Nähe von Paris! – als Deutschlehrerin arbeiten. Die Nachricht bedeutete: In vier Monaten wäre es möglich, für ein Schuljahr, also bis Juli 1994, ein weiteres Mal in Frankreich zu arbeiten … Die Zeilen verschwammen vor mir. Tiefer Schmerz stieg in mir hoch. Ich legte den Brief in meinen Schoß. Tränen liefen still über meine Wangen. Endlich hätte sich mein Traum von einem Leben in diesem Land, den ich seit der Rückkehr aus Paris in mir herumtrug, erfüllen können. Ich hätte sogar in der französischen Hauptstadt leben können … Doch dieser positive Bescheid kam zu spät. Ich konnte mir nicht vorstellen, dass mich in vier Monaten nur noch ein »Rest« behinderte.

Ich musste daran denken, was Kalle jedes Mal sagte, wenn ich von der Stadt an der Seine schwärmte. »Ich weiß nicht, was du ständig mit Paris hast, das ist doch nicht die Realität.«

»Das mag stimmen, aber mir ging's dort so gut«, hatte ich dann immer geantwortet.

»Das glaube ich dir, aber jetzt musst du das Gefühl, das du dort hattest, nach Köln übertragen.«

Unser kleiner Dialog war zum Ritual geworden, sobald ich von Paris sprach. Um mich zu überzeugen, beteuerte Kalle am Ende eines solchen Gesprächs, Köln sei ebenfalls eine tolle

Stadt. Im Innern wusste ich, dass er recht hatte, aber die Domstadt am Rhein war kein Ort, an dem ich mich heimisch fühlte. Das war mir nicht gelungen – und sicher hatte das auch etwas damit zu tun, dass dort der Ausbruch der MS begonnen hatte. In Köln wollte ich nur noch mein Studium beenden, aber dann wollte ich fort. Zurück nach Paris.

Allerdings schien aus dem Traum ein Albtraum geworden zu sein. Nicht einmal mein Studium in Köln konnte ich fortsetzen, dazu war ich momentan viel zu schwach. Ich sah auf den Brief in meinem Schoß, und mir wurde deutlich, wie grundlegend sich mein Leben in den letzten Wochen geändert hatte. Gerade hatte ich einen schweren Schub erlitten. Auch wenn sich mein Zustand in der Klinik schnell gebessert hatte, so hatte ich mich dort gewissermaßen in einem geschützten Raum befunden. Erst zu Hause wurde mir klar, wie eingeschränkt ich war. In der Klinik hatte ich mich um nichts kümmern müssen – es ging allein darum zu genesen. Zurück in den eigenen vier Wänden, musste ich mein Frühstück selbst zubereiten und es wieder abräumen. Wie anstrengend der Alltag war! Ich konnte zwar laufen, aber aus den wenigen Schritten, die ich im Krankenhaus hatte gehen können, waren im Grunde nicht mehr geworden, sosehr ich mich anstrengte. Trotz Cortison und Physiotherapie konnte ich mich gerade so auf den Beinen halten. Cortison stoppte Entzündungen, aber es war kein Mittel, das symptomatisch wirkte und mir beim Laufen half. Das konnte ich nur durch gezieltes Üben wieder erlernen.

Als ich aus der Klinik kam, war die Beweglichkeit, die ich hatte, also relativ. Einigermaßen sicher ging ich nur geradeaus, allerdings geriet ich recht bald aus dem Gleichgewicht. Außerdem schwanden mir binnen kurzer Zeit die Kräfte. Und an manchen Tagen fühlte ich mich so unstabil, dass ich mich nur mühsam von einem Zimmer ins nächste bewegte. Ich hatte nicht damit gerechnet, dass der angekündigte »Rest« doch so groß sein würde.

Mühsam stemmte ich mich morgens von der am Boden liegenden Matratze hoch, ging langsam ins Bad und war froh, mich dort einen Moment lang auf den Toilettendeckel setzen zu können. Im Flur breitete ich die Arme nach links und rechts zu den Wänden hin aus und folgte diesen bis zur Küche. Ablage, Kaffeemaschine, Kühlschrank und Tisch waren meine Abstützpunkte. Bis ich alles fürs Frühstück zusammengetragen hatte, konnte ich mich gerade noch an der Tischkante festhalten, um mich auf einem Stuhl niederzulassen. Alles, was ich tat, war Schwerstarbeit. Schon bevor der Tag richtig begann, war ich erschöpft. Und wenn ich etwas vergessen hatte, konnte ich oft nicht mehr aufstehen, um es zu holen. Dazu fehlte mir die Kraft. Was hatte meine Mutter früher oft gesagt? »In der Not schmeckt die Butter auch ohne Brot« – und so schleckte ich, allerdings nur in Gedanken und schaudernd, das Fett vom Messer ab.

»Und? Was stand in dem Brief?« Kalle unterbrach meine Gedanken.

»Ach …« Ich sah auf den Tisch.

»Nun lass es dir nicht aus der Nase ziehen.«

»Es war die Antwort auf meine Bewerbung.« Traurig sah ich zu ihm hoch. Wortfetzen brachen aus mir heraus: »Paris … nicht mehr laufen können … Paris … nie mehr.«

»Schschsch …« Kalle ging um den Tisch herum und zog mich an seinen warmen Bauch.

Ich weinte lange. »Es ist vorbei«, sagte ich immer wieder, und: »Wie wird es weitergehen?«

Zu all meinen Problemen kam noch ein weiteres, wenn auch

ein viel weniger dramatisches – und letztlich war es eigentlich keins: Hatte ich bei der ersten Cortisonbehandlung keine Nebenwirkungen wahrgenommen, so waren bei dieser zweiten Therapiedosis die unerwünschten Reaktionen nicht zu übersehen: Durch die Medikamente hatte ich zugenommen, fast zehn Kilo. Mein Gesicht war rund, ich trug Jeans, die zwei Nummern größer waren als sonst. Früher hätte mich das an den Rand des Wahnsinns gebracht, meine Gedanken wären nur darum gekreist, wie ich sie wieder loswerden könnte. Aber nun bekümmerten mich die zusätzlichen Pfunde nur wenig. Ich hatte größere Schwierigkeiten als ein paar Kilo zu viel auf den Hüften. Von mir aus konnten sie sogar bleiben – wenn ich mich nur wieder wie früher bewegen konnte. Jahrelang war ich unzufrieden gewesen, wenn ich an meinen Körper dachte, ständig fühlte ich mich zu dick. Dass man mich nicht als dick hatte bezeichnen können, sah ich selbst, wenn ich mich im Spiegel betrachtete. Dennoch verschwand nie dieses Empfinden, dass ich ruhig etwas dünner sein könnte. Und nun hatte ich richtig zugenommen – und ich hätte sogar noch einige Pfunde mehr akzeptiert, wenn ich stattdessen hüpfen und springen und tanzen könnte. Was hätte ich darum gegeben, um dazu in der Lage zu sein. Doch leider existierte in meinem Leben nicht wie in Goethes *Faust* ein Teufel, mit dem ich hätte handeln können …

Nie mehr wollte ich mit meinem Äußeren unzufrieden sein, das schwor ich mir. Und ich wollte alles tun, um weiter zu genesen und fit zu werden. Da ich das Schlimmste überstanden hatte, wie mir die Ärzte in der Klinik versicherten, musste ich einfach weiter auf den Beinen bleiben. Schritt für Schritt musste es weitergehen, das war meine Antwort auf meine Frage. Paris waren definitiv ein paar Schritte zu weit. Diesen Traum musste ich vergessen.

Täglich begann ich nun vor das Haus zu gehen. Allein die wenigen Meter bis zu dem Kiosk, bei dem wir morgens die Zeitung holten, ermüdeten mich. Am Anfang hatte ich für den restlichen Tag keine Energiereserven mehr. Doch ich blieb am Ball, und so erweiterte ich meinen Bewegungsradius, wenn es auch mühsam war. Nächstes Ziel war der Blumenladen auf der gegenüberliegenden Straßenseite. Unbedingt musste ich es schaffen, die Straße zu überqueren. Ich konnte ja nur sehr langsam laufen und hatte also vor jedem heranbrausenden Wagen Angst. Keiner rechnete damit, dass ich, wenn nötig, meine Schritte nicht einfach beschleunigen konnte. Jeder Autofahrer ging davon aus, dass ich dazu in der Lage war, denn in ihren Augen war ich keine alte Frau. Und ich ging auch nicht an Krücken, was für sie ein weiteres Signal gewesen wäre. Frau Wild, die Therapeutin in der Klinik, hatte mir davon abgeraten, solche Hilfsmittel zu benutzen. Ich sollte lernen, frei zu laufen und das Gleichgewicht zu halten.

Als ich die andere Straßenseite erreichte, war ich froh, diesen gefährlichen Weg bewältigt zu haben. Und noch froher, als ich wieder vor meiner Haustür stand. Meine Beine schienen versagen zu wollen, so sehr hatte mich mein Vorstoß mitgenommen. Erleichtert öffnete ich die Tür, trat in den Flur und zog mich mit zusammengebissenen Zähnen am Treppengeländer in den zweiten Stock hoch. Wehmütig schaute ich anderen Hausbewohnern nach, wenn sie zügig die Treppenstufen hochstiegen. Wie leicht ihnen das fiel. Zu meinem Glück begegnete ich bei meinen ersten Treppengängen niemandem, bei dem ich das Gefühl gehabt hätte, mich erklären zu müssen. Meine Sorgen vor dieser emotionalen Herausforderung waren unbegründet gewesen.

Nach den ersten Ausgängen zum Kiosk und zum Blumenladen wagte ich mich bis zu der Bäckerei, die schräg gegenüber von unserem Haus lag. Auch von diesem Unternehmen kam ich völlig erschlagen zurück. In der Küche setzte ich mich sofort auf einen Stuhl. Kaffee stand noch auf der Warmhalteplatte. Ich goss mir eine Tasse ein und atmete erschöpft aus. Brötchenkrümel lagen von Kalles Frühstück auf dem Tisch, ich konnte sie nicht wegwischen. Viel zu anstrengend. Meine Blicke schweiften zum Fenster. Noch einmal musste ich an den Brief des Pädagogischen Austauschdiensts denken. Momentan war es einfach unmöglich, an einer Schule zu unterrichten. Mich hinkend durch die Gänge einer Schule zu schleppen, das konnte ich mir nicht vorstellen. Wie sollte ich tobenden Schülern ausweichen? Wie durch die langen Metrogänge laufen? In der Stadt meiner Träume lief ich glücklich durch die Straßen. Wenn das nicht mehr möglich war, konnte Paris auch nicht mehr möglich sein.

Wenige Tage nachdem ich den Brief aus Bonn erhalten hatte, griff ich zum Telefon und sagte aus gesundheitlichen Gründen ab. Den Rest des Tages saß ich in meinem Zimmer, hörte Musik und sah benommen vor mich hin.

Am folgenden Morgen ging ich zum Blumenladen in unserer Straße und kaufte einen bunten Strauß Gerbera. Ich freute mich über die Blumen, aber als ich sie in eine Vase gestellt hatte, machten sie mich auch melancholisch. Sie standen für die Zeit »davor«. Die Zeit, in der ich noch ohne Angst die Straße überqueren konnte, um den Laden zu betreten. Als Martha später vorbeikam, gab ich ihr ein paar von den leuchtenden Blütenstängeln.

»Danke, das ist lieb«, sagte sie. »Ich weiß, wie schwer das alles für dich ist. Jeden Tag kann ich das beobachten.«

»Martha, heute bin so traurig. Gestern habe ich die Stelle als Lehrerin in Paris abgesagt.«

»Das tut mir leid, sehr leid.«

»Ja, das ist schade. Doch es ist richtig.« Bedauernd atmete ich aus. »Ich kann kaum ein paar Schritte gehen, wie soll ich da durch die Straßen von Paris laufen?«

»Das verstehe ich. Aber ist es bei aller Trauer nicht so, dass du jetzt – leider zwangsweise – erfahren hast, dass es im Moment etwas gibt, was wichtiger ist? Ich bewundere, mit welcher Energie du dich hochrappelst. Das ist ebenfalls eine Leistung, vergiss das nicht.«

Martha hatte recht. Jetzt ging es darum, eisern meinen Weg weiterzuverfolgen: den »kleinen Rest«, von dem Dr. Schubert gesprochen hatte, so gering wie möglich zu halten. Und so konzentrierte ich mich aufs nächste Ziel: Die Einschränkungen und die Schwierigkeiten, die ich bei meinen Bewegungen hatte, über ein tägliches Training auszugleichen. Durch die Entzündung im Gehirn waren ja die Nerven umhüllenden Myelinscheiden beschädigt. Das war die Ursache, warum Lähmungserscheinungen aufgetreten waren. Dagegen konnte ich aber etwas unternehmen, etwa die Beeinträchtigungen kompensieren, indem ich mich mehr bewegte. Um meine Laufstrecke zu erweitern, ließ ich mir von meinem Hausarzt einen Gehwagen verschreiben – selbst wenn Frau Wild mein Vorgehen nicht wirklich akzeptierte. Täglich machte ich jetzt kleine Spaziergänge, die ich immer länger ausdehnte – das war möglich, weil ich mit dem Rollator eine Sitzfläche hatte, auf der ich mich ausruhen konnte. Bisher hatte ich damit nur alte Menschen gesehen. Diese Assoziation hatten sicher auch andere, wenn sie mich damit sahen, aber das war mir egal. Entscheidend war, dass ich mit dem Gehwagen sicherer und länger laufen konnte als ohne. Ich konnte damit zum Discounter rollen und Lebensmittel einkaufen (es gab beim Rollator einen Einkaufskorb) – das war ein großer Gewinn gegenüber vorher. Außerdem glaubte ich fest daran, dass ich ihn nur vorübergehend brauchte.

Meine Mutter rief regelmäßig an und fragte, wie es mir ginge und wie ich zurechtkäme. Von meinem Vater hörte ich nichts. Mit Nick, meinem Bruder, telefonierte ich regelmäßig, und wenn er konnte, besuchte er mich.

»Komm doch zu uns«, sagte meine Mutter mehrmals.

Ich wich aus und erzählte, wie froh ich sei, in meiner Wohnung zu sein. »Hier sind meine Freunde Martha und Kalle, sie haben sich in den letzten Wochen sehr um mich gekümmert.«

Ich wollte nicht zu meinen Eltern fahren. Genauer gesagt wollte ich nicht mit ihnen über die MS reden, und erst recht nicht wollte ich die medizinischen Tiraden meines Vaters hören. Und dann der Kleinstadttratsch. »Hast du schon gehört? Die Tochter von Dr. Unger hat MS ... Sie läuft sehr schlecht ...« Die Blicke in Köln, die mich trafen, konnte ich aushalten, da ich die meisten Leute nicht kannte. Oft waren die Leute in Gedanken versunken und gingen ihrer Wege; ich fiel gar nicht auf. Anders wäre dies, wenn ich mit einem Gehwagen durch den Ort liefe, in dem ich aufgewachsen war. Und wenn ich auch nicht alle Bewohner des Ortes kannte, sie kannten mich. Als Arzttochter war das unvermeidlich. Allein wenn ich daran dachte, konnte ich das Unausgesprochene in ihren Augen lesen.

»Ich verstehe, dass du lieber in Köln bleibst. Aber überlege es dir, bei uns müsstest du dich um nichts kümmern. Ich wäre so gern für dich da.«

»Mama, ich weiß, aber danke, und mach dir keine Sorgen. Ich bin hier in guten Händen.«

Nach einer kurzen Pause am anderen Ende der Leitung

sprach sie das aus, was ihr gerade als Einfall gekommen war: »Was hältst du davon, wenn ich dich in Köln besuche?«

Dagegen hatte ich nichts einzuwenden.

Drei Tage blieb meine Mutter. Wir redeten viel, gemeinsam unternahmen wir kleine Ausgänge mit dem Rollator, tranken Kaffee in der Bäckerei. Meist setzten wir uns danach auf den kleinen Platz davor und hielten das Gesicht in die Sonne.

»Ich hab's mir schlimmer vorgestellt«, bemerkte einmal meine Mutter. Ich fand ihre Feststellung seltsam, sie sah doch, wie schlecht meine körperliche Verfassung war und welche großen Schwierigkeiten ich beim Laufen hatte. Was hatte sie erwartet? Mich im Rollstuhl schieben zu müssen? War es nicht schrecklich genug, wenn die eigene Tochter mit dem Rollator unterwegs war? Arztfrau – das war die einzige Erklärung, die ich für ihr Verhalten hatte.

»Ja, ich bin auch ganz froh, dass es im Moment so geht«, erwiderte ich deshalb.

»Ich habe mit Papa geredet. Er sagt, du wirst dich gut erholen.«

»Wie kommt er darauf?«

»Er meinte, die momentanen Probleme, die du hättest, wären sogenannte Restbestände. Also Reste der Lähmung, die mit dem Schub eintrat. Aber die können sich fast gänzlich zurückbilden.«

Alle gingen von »Resten« aus, die verschwinden würden. Also glaubte auch ich daran.

Dreimal in der Woche suchte ich eine Praxis für Physiotherapie auf, in der die Lähmungserscheinungen behandelt wurden. Bei diesen Terminen ging es zunächst darum, an meinen Bewegungsmustern zu arbeiten. Durch die Lähmung hatte ich begonnen, Ausweichbewegungen zu machen. Damit war ich zwar wieder in der Lage zu gehen, aber physiologisch war dies nicht in Ordnung. Das heißt, meine Ausweichmanöver waren keine normalen Bewegungsabläufe. Beispielsweise hatte ich mir angewöhnt, beim Laufen das linke Bein mit einer Halbkreisbewegung aus der Hüfte heraus zu »schwingen«, anstatt es hochzuheben und gerade nach vorn zu setzen. Um die korrekte Bewegung anzustoßen, arbeiteten Kerstin, meine neue Physiotherapeutin, und ich daran, das Becken zu »lösen«. »Erst wenn das möglichst ungehindert beweglich ist«, erklärte Kerstin, »sind Sie dazu fähig, das eine Bein richtig vor das andere zu setzen.«

Unter ihrer Anleitung machte ich schnell Fortschritte.

»Den brauchen Sie doch nicht mehr«, sagte sie eines Tages. Sie deutete auf den Gehwagen, den ich, wenn ich zu ihr kam, vor ihrer Praxis »parkte«.

»Meinen Sie?«

»Ja. Sie laufen doch hier frei und ohne Probleme herum. Was Sie draußen hemmt, ist allein Ihre Angst.«

Es stimmte. Sobald ich mich in geschlossenen Räumen befand, spürte ich keine Furcht mehr. Eigentlich konnte ich versuchen, auch draußen ohne Hilfe zu gehen.

Als ich den ersten Ausgang ohne Rollator unternahm, tat ich dies jedoch mit gemischten Gefühlen. Was, wenn mich jemand anrempelte und ich aus dem Gleichgewicht geriet? Was, wenn ich stürzte? Doch wie realistisch waren solche Situationen? Ich stand wieder fest auf den Beinen und fühlte mich keineswegs unsicher. Und ein Fahrradfahrer, der mich nicht sah – der vermochte selbst einen gesunden Menschen zu Fall zu bringen. Alle Eventualitäten konnte ich nicht ausschließen. Aber als ich alle Bedenken beiseitegeräumt hatte, musste ich erfahren:

Ohne Gehhilfe kam ich nicht sehr weit. Mehr als 150 Meter am Stück schaffte ich nicht. Danach musste ich eine Pause einlegen, und selbst nach dieser war es mir nicht möglich, viel weiter zu laufen.

Beim nächsten Physiotherapietermin erzählte ich Kerstin von meinem Ausflug ohne Rollator und sagte traurig: »Lange Entfernungen werde ich wohl nicht mehr bewältigen können.«

Sie wischte meine Ängste weg: »Auch das längere Gehen kann man trainieren.« Kerstin war davon überzeugt, dass ich bald nicht mehr nur Strecken zurücklegen würde, die einer Schnecke zur Ehre gereichten.

»Aber wie sieht ein solches Training aus? Indem ich jeden Tag ein Stück weiter laufe?«, fragte ich.

»So könnte man es angehen, aber am effektivsten ist ein Intervalltraining«, antwortete die Therapeutin.

»Was unterscheidet diese Technik von der, bei der man jeden Tag seine Strecke verlängert?«

»In Ihrem Fall könnte das Training so aussehen: dreimal immer nur bis knapp unter die Grenze gehen. Sie laufen also nicht so lange, bis Sie nicht mehr können, sondern Sie machen vorher eine Pause.«

Ich nickte. »Das mache ich doch sowieso schon.«

»Aber ich nehme an, Sie gehen dabei an Ihre Grenzen oder sogar darüber hinaus. Wichtig ist bei diesem Training, knapp darunter aufzuhören. Auf diese Weise können Sie Ihre Gesamtstrecke steigern. Sie werden es sehen.«

»Verstehe.«

Hoch motiviert machte ich mich am nächsten Tag an meine Übungseinheiten. Ich hatte mir vorgenommen, unsere Straße in drei Etappen hinunterzulaufen, aufgeteilt durch die Bänke, die dort in regelmäßigen Abständen standen. Nach der dritten

Etappe, so hatte ich überlegt, würde ich an einer U-Bahn-Haltestelle angelangt sein, vor der aus ich nach einer weiteren Unterbrechung bequem eine Station nach Hause fahren konnte.

Fünf Minuten nach Beginn meines ersten Intervalls spürte ich, dass ich bald nicht mehr gehen konnte. Daher nahm ich guten Mutes auf der ersten Bank Platz. Es war Sommer, ich betrachtete die Leute, die vorbeieilten, wunderte mich, wie wenig die meisten nach links oder rechts sahen, kaum etwas von ihrer Umwelt aufnahmen. Ein paar Minuten später stand ich wieder auf und startete mit der zweiten Etappe. Nach ungefähr der Hälfte der Strecke, die ich mir vorgenommen hatte – lange bevor ich die zweite Bank erreichte –, wurden meine Beine weich. Das linke Knie schlug durch, das Bein war überstreckt, und ich konnte es nur mit Mühe vom Boden lösen. Um Halt zu haben, setzte ich mich auf den Kofferraum eines der parkenden Autos. Schwarze Punkte erschienen vor meinen Augen. Nach ein paar Minuten fühlte ich mich aber besser und setzte mein Abenteuer fort. Erneut konnte ich mich aber nicht lange auf den Beinen halten und musste mehrmals pausieren, bis ich die U-Bahn-Station erreichte – jedes Mal waren parkende Autos meine Rettung gewesen.

Als ich nach meinem ersten Intervalltraining zurück in unserer Wohnung war, legte ich mich für den Rest des Tages aufs Sofa. Auch bei den folgenden Trainingseinheiten musste ich erfahren: Es war für mich nicht einfach, die eigenen körperlichen Grenzen und verbleibenden Kraftreserven einzuschätzen. Die besten Trainingseinheiten unternahm ich, wenn ich in Begleitung war. Ich fühlte mich sicherer, wenn ich nicht allein die Strecken bewältigte. Vergessen waren dabei nämlich eventuelle schräge Blicke, wenn man mich bei meinem seltsamen Treiben beobachtete.

Eines Tages klingelte das Telefon.

»Frau Unger? Hier Schappe vom Akademischen Auslandsamt der Universität Köln. Sie hatten sich im Herbst für eine Assistentenstelle beworben. Nun wollte ich in Erfahrung bringen, ob …«

Tränen schossen mir in die Augen. Mühsam sagte ich: »Ja, aber ich musste absagen, weil ich krank geworden bin.« Ich redete und redete und hörte überhaupt nicht zu, was der Mann sagte oder von mir wollte. Danach legte ich den Hörer auf, ohne dass ich nachgefragt hatte, was sein Anliegen war, und setzte mich traurig auf einen Stuhl. Während ich meine Tränen hinunterschluckte, ließ ich den Anruf Revue passieren. Stopp! Mir fiel auf einmal ein, dass ich doch etwas vernommen hatte, anscheinend hatte ich es im ersten Moment nur verdrängt. Hatte der Anrufer nicht davon gesprochen, dass das Auslandsamt Stipendiengelder übrig hätte? Jetzt erinnerte ich mich genau. Das war der Grund des Anrufs gewesen. Der Mann am anderen Ende der Leitung war vom Auslandsamt der Uni Köln gewesen. Er konnte also gar nichts von den Entscheidungen beim Pädagogischen Auslandsdienst in Bonn wissen. Daher wollte er wissen, ob es mit der Stelle in Frankreich geklappt hatte. Wenn nicht, so hatte er mir angeboten, für acht Monate mit einem Erasmus-Stipendium an einer französischen Universität zu studieren.

Ich richtete mich auf meinem Stuhl auf. Als Lehrer konnte ich nicht arbeiten, nicht in dem körperlichen Zustand, in dem ich mich befand. Auch traute ich mir nicht zu, in Paris zu leben. Die Stadt war viel zu hektisch für einen Menschen wie mich, der sich jeden Schritt erkämpfen musste. Aber an einer französischen Kleinstadt-Uni zu studieren, das erschien mir in absehbarer Zeit durchaus möglich. Ich stand auf, etwas wackelig, aber diesmal eher benommen von meinen eigenen Gedanken. Irgendwo hatte ich noch das Verzeichnis der Universität, in dem die Telefonnummer vom Akademischen Auslandsamt zu finden war. Nachdem ich mich bei mehreren Personen durchgefragt hatte, landete ich bei jenem Mann, der mich eben angerufen hatte. Herr Schappe reagierte etwas verwundert, doch das ignorierte ich geflissentlich und sagte: »Ich möchte auf Ihr Angebot von vorhin zurückkommen. Das Stipendium, das Sie erwähnten, interessiert mich sehr.« Die Details waren schnell geklärt.

Anschließend rief ich Martha an. »Hast du gerade Zeit? Ich muss dir etwas erzählen.«

8. Kapitel

Langsam und pummelig

Valenciennes 1993

Aufrichten!«, befahl Kerstin und erinnerte mich daran, gerade zu sitzen. »Stellen Sie sich vor, ein Faden läuft vom Gesäß zum Kopf und zieht Sie nach oben.« Ich saß auf einem großen grünen Ball und versuchte mich auszubalancieren. »Ja, sehr gut. Spüren Sie, wie sich der Rücken streckt?« Dann forderte meine Physiotherapeutin mich auf, abwechselnd auf dem Pezzi-Gymnastikball die Beine nach oben zu heben. Erst angewinkelt und danach ausgestreckt.

Ich kam ins Schwitzen und war bei den Bewegungen voll darauf konzentriert, auf dem Ball sitzen zu bleiben. Ständig drohte ich nach rechts abzudriften, also auf die Körperseite, die nicht von den Lähmungserscheinungen betroffen war.

»Verteilen Sie das Gewicht auf beide Füße«, rief Kerstin, wenn sie sah, wie ich mit dem Gleichgewicht rang.

Die halbe Stunde bei Kerstin begann meist so: Ich ließ mich auf dem Pezzi-Ball nieder und spürte, wie sich mein Körper vom Rumpf bis zum Hals und zum Kopf aufrichtete. Durch den instabilen Sitz war ich permanent dabei, mich zu bewegen, und lockerte auf diese Weise meine Gliedmaßen. Das Wohlgefühl, das ich dann nach fünf Minuten auf dem Ball hatte, lässt sich kaum beschreiben. Es war, als würde mit dem Bewusstwerden des eigenen Körpers die restliche Umgebung erfahrbar. Ich registrierte, wie ich dasaß, und auf einmal zeichnete sich auch der Gymnastikraum deutlicher ab. Ich nahm die satten Farben wahr, der Gummibaum in der Ecke glänzte, sah das Blau der Matten am Boden. An der Wand malte die Sonne ein Muster aus Blättern. Staubkörner tanzten, sie leuchteten und flimmerten.

Schon bei Frau Wild, noch im Krankenhaus, hatte ich gelernt, meinen Körper wahrzunehmen. Kerstin intensivierte diese Fähigkeit. Bis dahin hatte ich meine Aufmerksamkeit nie auf meinen Körper konzentriert (außer wenn die Waage meiner Meinung nach bedenklich ausschlug). Er war einfach da, funktionierte automatisch, ich beachtete ihn nicht. Erst durch den Schub und die Bewegungsstörungen wurde mir das Wundersame jeder Bewegung bewusst.

»Wenn Sie Ihre Mitte gefunden haben, beginnen Sie langsam auf dem Ball hochzuspringen.« Kerstins Worte drangen in meine Überlegungen. Ich begann das zu tun, was sie von mir verlangte. Die Hüpfbewegungen brachten mich zum Lachen. Auf einmal musste ich an unbeschwerte Spiele als Kinder denken. Es machte Spaß, auf dem Ball herumzuhopsen. Befreit lachte ich, bis mir die Augen tränten.

»Denken Sie daran, nicht die Aufrichtung zu verlieren«, ermahnte mich Kerstin und forderte mich zum Schluss der Aufwärm- und Lockerungsübungen auf, die Hüften auf dem Ball kreisen zu lassen. »Diese Bewegung brauchen Sie beim Gehen.« Sie veranschaulichte mir in Zeitlupe die Auf- und Abwärtsbewegungen des Beckens beim Gehen. Danach setzte sie sich auf einen Ball und demonstrierte mir das Gesagte ein weiteres Mal.

Der schwere Schub und die Behandlung im Krankenhaus lagen jetzt, im August 1993, vier Monate zurück. Ich war fünfundzwanzig und dabei, mich weiter zu erholen – und welche Fortschritte ich inzwischen gemacht hatte! Nach jedem Termin bei Kerstin konnte ich mich besser bewegen. Sogar längere Strecken konnte ich inzwischen problemlos bewältigen, ohne danach völlig erschöpft zu sein. Längere Strecken waren für mich Alltagsstrecken bis zu fünfhundert Metern, was in Köln ungefähr der Strecke von zwei U-Bahn-Stationen entspricht. Nachdem ich mich von meinem Rollator verabschiedet hatte, war ich die ersten zwei Wochen mit dem Taxi zu Kerstin gefahren. Doch mittlerweile war es für mich selbstverständlich geworden, mit den öffentlichen Verkehrsmitteln dorthin zu gelangen. Was aber eine neue Problematik für mich aufwarf. Vorzugsweise sahen mich ältere Männer bedauernd an: »So jung – und schon so krank.« Tja, Jugend schützt vor Krankheit nicht, hätte ich schnippisch kontern können – aber dazu war ich erst später in der Lage.

Seltsamerweise war es mir nicht leichtgefallen, mich völlig von meinem Gehwagen zu trennen.

»Was soll denn passieren?«, fragte Kerstin, nachdem sie mein Zögern bemerkt hatte.

»Ich habe Angst, ich könnte stürzen.«

»Dann stehen Sie wieder auf«, sagte sie pragmatisch. »So schnell gehen Sie nicht kaputt.«

Als ich ihr von dem Stipendienangebot erzählte, bestärkte sie mich in meiner Entscheidung: »Das schaffen Sie!« Sie führte mir vor Augen, dass ich mich auch in einem größeren Umfeld problemlos bewegen würde, wenn ich mir nur Zeit ließe. Für sie gab es da keine Zweifel: Auf jeden Fall würde ich in einer kleinen ausländischen Stadt zurechtkommen.

Schließlich war ich selbst davon völlig überzeugt. In diesem August 1993 genoss ich die heißen Spätsommertage. Täglich hatte ich trainiert, und keiner, der mich auf der Straße sah, konnte mehr erkennen, dass ich vor Kurzem schwere Lähmungserscheinungen gehabt hatte. Die anderen sahen nicht, dass ich mich beim Gehen stark konzentrieren musste. Also war inzwischen fast alles wie zuvor. Aber nur fast. Ich selbst wurde bei jedem Schritt buchstäblich daran erinnert, dass nichts mehr wie vorher war und wohl auch nie mehr so sein würde. Nichts war mehr selbstverständlich. Ich sprang nicht mehr von der Küche ins Zimmer, danach ins Bad und anschließend die Treppe hinunter in »unsere« Imbissbude. Jeden Schritt bewältigte ich überlegt. Ich bewegte mich vorsichtig, versuchte hektische Reaktionen zu vermeiden. Ständig lag eine leichte Anstrengung über dem Alltag, und zwar über dem kleinen Alltag, der nach mühsamen Wochen wieder in mein Leben eingezogen war.

Ohne daran zu denken, wie es im Herbst für mich in Valenciennes sein würde, konzentrierte ich mich darauf, meine Bewegungen zu stabilisieren. Alles andere würde sich ergeben. Mit dem Stipendium hatte ich ein Ziel. Es entsprach genau dem, was ich wollte: weiter gesunden. Um das zu realisieren, davon war ich überzeugt, brauchte ich ein anderes Umfeld als das, in dem ich gerade lebte. In Köln würde ich nur daran denken, wie es gewesen war, als ich mich noch »ganz normal« hatte bewegen können. In Valenciennes kannte mich niemand, keiner konnte Vergleiche ziehen zwischen der Bettina von einst und der von jetzt. Zwischen der leichtfüßig herumspringenden Bettina und der sich äußerst bedachtsam bewegenden Bettina. In Valenciennes war ich sozusagen ein unbeschriebenes Blatt, das ich neu füllen konnte. Außerdem hatte ich an der dortigen Universität auch die Möglichkeit, meinen Abschluss zu machen.

»Ist das nicht toll!?«, sagte ich zu Martha, als ich ihr begeistert von dem Stipendium berichtete und von der Vorstellung, damit zwei Fliegen mit einer Klappe zu schlagen.

Martha nickte. »Unbedingt ... Ich sage dir ja schon seit Langem – du hast nicht nur Beine, sondern auch einen Kopf, benutze ihn!«

Jedes Mal wenn ich glaubte, keinen Ausweg zu wissen, und ich nur ein Häufchen Elend war, hatte Martha versucht, mir mit diesen Worten Mut zuzusprechen. Doch ich hatte nichts davon hören wollen. Wieso sollte ich meinen Kopf benutzen? Tat ich das nicht? Anscheinend nicht, denn stur wollte ich einfach nur in mein altes Leben zurückkehren, mit vielen Nächten an verschiedenen Orten, ohne die veränderte Situation in meine Überlegungen mit einzubeziehen. Aber jetzt, mit dieser neuen Perspektive, reagierte ich nicht mehr störrisch, sondern nickte.

Martha warnte mich aber auch: »Vergiss nicht, was die Ärzte sagten: Du sollst dich nicht überfordern. Pass auf, dass die Euphorie nicht umkippt.« Sie warnte mich zu Recht. In meinem Wunsch, dass alles wieder so wie einst sein sollte, und zwar so rasch wie nur möglich, kam ich ständig an meine Grenzen. Vollkommen unvermittelt konnte ich plötzlich nicht mehr weiterlaufen, nicht einen einzigen Schritt – oder ich stand irgendwo auf der Straße, und meine Beine drohten nachzugeben. Es waren schreckliche Augenblicke. Wenn ich erst in Frankreich wäre, würde alles anders werden. Das redete ich mir wenigstens ein. Ein kompletter Neuanfang, der würde mir helfen. Dass ich möglicherweise auch in der Fremde an meine Grenzen stoßen könnte, vielleicht sogar noch eher, daran wollte ich nicht denken. Und so ließ ich nicht an mich heran, dass ich in Valenciennes niemanden an meiner Seite hatte, der mich begleiteten konnte, sollte es abermals zu Lähmungserscheinungen kommen. Ich vertraute allein meinem Gefühl und dem, was Kerstin mir auf den Weg mitgegeben hatte: »Wieso daran denken, dass es Ihnen schlecht gehen könnte? Jetzt geht es Ihnen gut.« Außerdem wusste ich, dass es in Köln eine andere Studentin gab, die ebenfalls nach Valenciennes gehen wollte. Und: Nicht zuletzt konnte ich jederzeit zurück nach Köln kommen.

Selbst mein Vater äußerte kaum Bedenken, als ich ihm von meinen neuesten Plänen erzählte. »Wir freuen uns«, sagte er, »dass du die Chance hast, wieder nach Frankreich zu gehen. Ganz stolz sind wir, wie stark du in den letzten Wochen warst.« Es war eines der wenigen Male, dass er so etwas Gefühlvolles äußerte.

Nur in einem Punkt ermahnte er mich: »Geh in Valenciennes bald zu einem Neurologen. So hast du einen Arzt, falls etwas sein sollte.«

»Keine Sorge«, erwiderte ich, »das mache ich auf jeden Fall. Außerdem werde ich regelmäßig ein paar Tage nach Köln kommen, um die Physiotherapie bei Kerstin in Blockterminen fortzuführen.«

»Dann ist ja alles in Ordnung.« Mein Vater hatte erneut seinen sachlichen Tonfall angeschlagen.

Katharina, die zweite Valenciennes-Stipendiatin, hatte ich bei einem Vorbereitungstreffen an der Uni kennengelernt. Als ich zu diesem Termin ging, brauchte ich mehr als zwanzig Minuten, bis ich von der Tramstation die Eingangstür des Hauptgebäudes erreichte – für einen Weg, für den ich früher keine fünf Minuten benötigt hatte, im Laufschritt sogar weniger. Studenten überholten mich, eilten zu ihren Veranstaltungen. Ich senkte den Kopf, blickte auf das Pflaster unter mir. Hilflos sah ich zu, wie das Gebäude sich in meiner Wahrnehmung mit jedem Schritt immer weiter entfernte, anstatt näher zu kommen. Mein Gesichtsfeld verengte sich von Minute zu Minute. Mit Tunnelblick saß ich endlich vor dem Zimmer, in dem ich weitere Informationen zu dem Erasmus-Stipendium für Valenciennes erhalten sollte.

Die Details zu unserem Aufenthalt waren dann schnell besprochen. Den Weg zurück zur Straßenbahn ging ich zusammen mit Katharina. Sie war schmal, hatte dunkelblonde schulterlange Haare und grüne Augen, geheimnisvoll strahlend. Als wir die Haltestelle erreichten, fragte sie mich: »Hast du ein Hüftleiden?«

Das warme Augustlicht verfinsterte sich, grau getönt nahm ich die Schemen der Umstehenden wahr. Tränen stiegen mir abermals in die Augen, ich schluckte. »Nein«, antwortete ich leise, »ich habe MS.«

Der Tag hatte mich sehr angestrengt. Es war das erste Mal gewesen, dass ich nach dem Klinikaufenthalt wieder an der Universität war. Mir war klargeworden, dass ich noch viel mehr Ausdauer benötigen würde, um in Valenciennes zur Uni gehen zu können. Konnte ich ein Studentenleben überhaupt körperlich bewältigen? Zweifel stiegen auf einmal in mir hoch. Bis zur Abreise waren es nur noch sechs Wochen. Aber was hatte ich nicht alles seit Mitte Juli geschafft …

Zugleich beschäftigte mich die Frage, was ich anderen sagen sollte, wenn ich alle paar Schritte stehen bleiben musste, um Luft zu schnappen. Aber welche anderen meinte ich überhaupt? Meine Freunde wussten alle Bescheid, und nun auch Katharina. Aber ansonsten gab es keine anderen. Und gegenüber Fremden in Valenciennes konnte ich behaupten, mir den

Fuß umgeknickt oder einen kleinen Stein im Schuh zu haben. Ich konnte Atemschwierigkeiten vorgeben ... Irgendetwas würde mir bestimmt einfallen.

Ich hatte meinen Vater gefragt, was ich denn antworten solle, würde man mich auf mein Gehen hin ansprechen. Er riet mir, die Schwierigkeiten direkt zu benennen: »Sag einfach, das sind Reste einer Lähmung.« Ich konnte seinen Vorschlag nicht annehmen. Allein wenn ich mir eine solche Situation vorstellte, wurden meine Augen feucht. »Wenn jemand das Wort ›Lähmung‹ hört, wird er doch nachfragen«, gab ich meinem Vater zu verstehen. »Ich würde mich erklären müssen ... und zu weinen beginnen.«

Nein, mit seinen Worten würde ich bestimmt nie erklären, warum ich schlecht lief. Da konnte ich doch gleich mit der Wahrheit herausrücken, gleich sagen, ich hätte MS! Und genau das hatte ich bei Katharina getan. Aber durch ihre freundliche, ruhige Art hatte ich unmittelbar Vertrauen zu ihr gefasst und ihr daher die Diagnose mitteilen können.

Als ich nach dem Treffen an der Uni erschöpft in unserer Küche saß, dachte ich an Katharinas Reaktion auf meine ehrliche Antwort. Zunächst hatte sie geschwiegen, dann sagte sie: »Mach dir wegen der MS keine Gedanken. Wenn etwas ist, komm einfach zu mir.« Ich war überrascht, wie unaufgeregt sie diese Worte ausgesprochen hatte. Jetzt beruhigte es mich, sie in Valenciennes zu wissen – obwohl ich vorher noch geglaubt hatte, alles allein schaffen zu können.

Dann war es so weit: Meine Eltern hatten sich angeboten, mich in ihrem Auto nach Valenciennes zu fahren. Von Köln aus kamen wir nach knapp drei Stunden an. Schnell hatten wir Belgien durchfahren, und kurz nach der französischen Grenze folgten auch bald die Ausfahrten nach Valenciennes. Auf einem der ersten Schilder stand *»Université«*, und es war eindeutig zu erkennen, dass der Weg dorthin aufs flache Land führte. Bisher hatten sich die Unis, an denen ich studiert hatte, im Zentrum einer Stadt befunden – in Valenciennes lag sie anscheinend mitten in der Pampa.

Am nächsten Tag wollten wir uns diese Institution genauer ansehen, jetzt aber nahm mein Vater die Ausfahrt *»Centre-ville«*. Ein Kreisverkehr folgte dem anderen, schließlich landeten wir auf einem Marktplatz. Vor uns ein Gebäude mit einer gotisch anmutenden Fassade und einem verschnörkelten Turm: das Rathaus. Einige Wagen parkten einsam im Abendlicht auf der ansonsten freien Fläche. Zweistöckige Häuser, die Cafés und Brasserien beherbergten, rahmten den Platz ein. Große rosafarben leuchtende Lettern, die auf einem schmalen Gebäude angebracht waren, wiesen darauf hin, dass es sich hier um ein Hotel handelte, das »Notre-Dame«. Mit Betreten der Unterkunft standen wir unmittelbar vor der Rezeption. Eine enge Stiege mit rotem Läufer führte in den zweiten Stock zu unseren Zimmern.

»Das ist wirklich toll zu sehen, wie leicht du inzwischen die Treppe hinaufgehst.« Meine Mutter erinnerte sich, mit welcher Anstrengung ich mich die Treppe zu meiner Wohnung in Ehrenfeld hochgezogen hatte, als sie mich vor vier Monaten in Köln besucht hatte.

»Das hat mich damals wirklich viel Kraft gekostet«, erwiderte ich, als ich durch das Hotelzimmer lief, um es genauer zu betrachten. Schließlich sahen wir vom Fenster aus auf das beleuchtete Rathaus und den noch leerer gewordenen Marktplatz hinunter.

»Gut«, sagte mein Vater nach einer Weile und betrachtete mich schmunzelnd. »Hier ist wirklich nichts los. Das wird dir guttun. Hier wirst du dich bestimmt nicht überfordern.«

Am kommenden Morgen unternahmen wir nach dem Frühstück einen ersten Rundgang. Auch in den kleinen Gassen war es mehr als ruhig – es begegnete uns keine Menschenseele. Doch: Ein Postbote schob sein Fahrrad langsam an uns vorbei, ohne uns zu beachten. Und zwei Katzen schlichen an den Häusern entlang.

Dann stiegen wir zu dritt ins Auto, und eine Schnellstraße führte uns in wenigen Minuten zum Unigelände, vorbei an Tankstellen und großen Supermärkten. Die um den Campus gruppierten Gebäude waren erst kürzlich errichtet worden, letztlich aber nichtssagend; in einem davon sollte ich nun studieren. Dahinter begannen die Felder.

Bis zum Wohnheim war es mit dem Wagen nicht weit. Ich schätzte die Strecke ab: Der Weg von dort bis zur Uni erschien mir weniger lang als der in Köln von der Straßenbahn zum Universitätshauptgebäude. »Das sollte gut machbar sein«, befand ich erleichtert. Und ich sollte richtigliegen. Als ich einige Tage später gemeinsam mit Katharina zu »unserem« Gebäude lief, ging ich zwar etwas langsamer als die Studenten, die uns überholten, dennoch schaffte ich die Distanz ohne Schwierigkeiten.

»Jetzt, wo ich alles selbst in Augenschein nehmen konnte, habe ich keine Bedenken mehr«, sagte meine Mutter. Ich kochte Kaffee, und wir saßen zusammen in meinem neuen Zimmer. Mit den wenigen Dingen, die ich aus Köln mitgenommen hatte, richteten wir es ein. Das hieß: Bett beziehen, Kleider in den Schrank legen, Bücher, Kassettenrekorder und Lavalampe ins Regal stellen und ins Bad den Wasserkocher.

Mein Vater blickte sich aufmerksam im Zimmer um, wobei er sich, nachdem der Kaffee fertig war, eine Tasse einschenkte und viel Zucker hinzufügte. »Ja«, bestätigte er die Aussage meiner Mutter, »hier kommst du gut zurecht. Ich bin erleichtert.«

Abends, meine Eltern waren wieder auf dem Weg nach Süddeutschland, lag ich auf meinem neuen Bett, hörte Musik, die Lavalampe tauchte das Zimmer in rötliches Licht. Die ersten Eindrücke von Valenciennes hatten bestätigt, was ich mir erhofft hatte: In dieser Kleinstadt schien das Leben tatsächlich langsamer getaktet zu sein als in einer Metropole wie Köln – ein idealer Ort für einen Neuanfang. Schon hatte ich mein zukünftiges Leben vor Augen, wenigstens für die erste Stunde am Morgen. Ich würde langsam aufwachen, danach im Bett Kaffee trinken. Anschließend zwanzig Minuten lang Kerstins Trainingsprogramm absolvieren, um meine Muskeln zu stärken und mich auf meinen Körper zu besinnen. Sie hatte mir dafür Zeichnungen mitgegeben, auf denen Strichmännchen herumturnten. Ihre Übungen wollte ich konsequent machen, bis ich wieder in Köln war. Und jedes Mal, wenn ich zu einem kompakten Training bei ihr war, fuhr ich mit einem neuen Übungsprogramm zurück nach Valenciennes.

Kurse besuchte ich an der Uni nur wenige, dafür war ich regelmäßig in der Sprechstunde von Professor Delaine, der meine Abschlussarbeit betreute. Als Thema hatte ich mir den französischen Autor Jean Genet ausgesucht. Nach Jahren unpersönlicher Kontakte zwischen Studierenden und Lehrenden machte ich nun eine neue Erfahrung. Professor Delaine hatte sich schon bei unserem ersten Telefonat, das ich noch von Köln aus mit ihm geführt hatte, sehr interessiert gezeigt. Als ich dann in Valenciennes das erste Mal sein Büro betrat, empfing mich ein kleiner und schlanker Mann mit lichtem, halblangem Haar, der mir freundlich entgegenlächelte. Er war neugierig, wollte wissen, warum ich mir gerade Jean Genet ausgesucht hatte, zugegebenermaßen kein einfacher Autor. Ich sagte ihm, dass mich Genets Art zu schreiben unmittelbar angesprochen hätte. Heute bin ich sicher, dass mich Stil und Inhalt weniger bewegt hätten, wäre ich nicht an MS erkrankt. Seine Protagonisten bejahen Anderssein – und betonen es stolz. Sie leben gleichsam gegen den Strich, was mich erstaunte. Wichtig in meinen Analysen war für mich weiterhin der »Schrei nach Liebe«, den ich in den Romanen des Franzosen hörte.

Professor Delaine hörte mir aufmerksam zu, und in den folgenden Monaten führten wir anregende Gespräche auf Augenhöhe, in denen mir schließlich meine Lesart von Genets Werk deutlicher wurde. Voller Begeisterung schlug er mir einen Titel für meine Arbeit vor: *»Le mythe du sujet«*. Das klang sehr französisch und wissenschaftlich. Lange konnte ich mir darunter nichts Genaues vorstellen, aber das beschäftigte mich nur am Rande – ich hatte ja noch Zeit, es zu verstehen.

Nachmittags unternahm ich auf den Feldwegen, die gleich hinter dem Wohnheim begannen, fast täglich kleine Spaziergänge, um langsam das längere Laufen zu trainieren. Dabei achtete ich darauf, immer wieder kurze Verschnaufpausen einzulegen, um Kräfte zu sammeln. Katharina hatte mich einmal gefragt, wie sich diese Kraftlosigkeit anfühlen würde. Meine Antwort: »Stell dir vor, du sollst bei hohem Fieber 5 000 Meter rennen und zum Abschluss eine Treppe in den fünften Stock im Laufschritt nehmen.«

Sechs Monate nach dem MS-Schub verbrachten Katharina, die ebenfalls an ihrem Studienabschluss arbeitete, und ich viele Stunden am Tag mit Lesen und Schreiben. Nie hätte ich gedacht, solche Freude am geistigen Arbeiten zu haben – wie hatte ich nur gegen Marthas »Kopfgeburten« rebellieren können! Bücher neben mir, saß ich in meinem kleinen Zimmer am Schreibtisch vor dem Computer und sah durch das Fenster auf grüne Weiden und grasende Kühe.

Zugleich entdeckte ich eine Welt, in der es Muße gab, in der ich die Langsamkeit schätzen lernte. Alles in Valenciennes war beschaulich. Es gab einen kleinen Stadtkern mit zwei Fußgängerzonen. Der Bus, der hinter dem Wohnheim hielt und ins Zentrum fuhr, kam nur alle zwanzig Minuten und ab 21 Uhr gar nicht mehr. Ab und zu stiegen Katharina und ich in ihn ein, um »in der Stadt« zu bummeln und anschließend ein Glas Rotwein zu trinken. Mehr Abwechslung gab es nicht.

Eines Tages klopfte jemand aus dem Wohnheim an meine Tür und rief: *»Trois cent quarante-sept! … Téléphone!«* 347, das war meine Zimmernummer. Ich hatte einen Anruf. In handylosen Zeiten war das ein richtiges Ereignis. Freudig – und natürlich nur so rasch, wie ich konnte – eilte ich zum Telefon, das nicht weit von meinem Zimmer an einer Wand hing.

Es war mein Vater. Noch bevor ich etwas sagen konnte, teilte er mir mit: »Ich habe ein Auto für dich gekauft. So hast du es leichter.«

Was sollte ich sagen? Das war ein großartiges Geschenk. So war ich mobil, konnte ins Zentrum von Valenciennes fahren, wann ich wollte, und in dem riesigen Supermarkt bequem mit Katharina einkaufen. Bis dahin hatten wir alles mit dem Bus erledigt. Bei diesen anstrengenden Unternehmungen konnte ich auf dem Rückweg kaum noch laufen – und die schweren Taschen musste Katharina tragen.

Mit dem kleinen Corsa kehrte eine seit Langem nicht mehr gefühlte Unbesorgtheit in mein Leben zurück. Fast vergaß ich, dass es Grenzen für mich gab. Mit dem Auto gelangte ich auf einmal ohne Anstrengung überall hin, und auch die regelmäßigen Fahrten nach Köln zu Kerstin waren so um vieles leichter, als wenn ich Bus und Bahn benutzte.

Eines Tages wagte ich eine besondere Tour: Ich wollte für ein Wochenende nach Paris. Jamaal feierte seinen dreißigsten Geburtstag und hatte mich zu seinem Fest eingeladen. Knapp zwei Stunden dauerte die Reise von Valenciennes in die französische Hauptstadt. Während ich mich auf die Straße konzentrierte, dachte ich daran, dass ich schneller wieder in dieser Stadt war, als ich es mir vorgestellt hatte. Ich musste Paris aber nicht hinterhertrauern, ich war glücklich in meiner Kleinstadt.

Während der Party spürte ich, dass ich schnell ermüdete und nicht lange mit anderen in Gruppen herumstehen konnte. Und zur Musik vermochte ich höchstens mit meinen Füßen zu wippen – richtig tanzen, das konnte ich vergessen. Traurig lehnte ich mich schließlich im Flur an die Wand und sah den anderen zu, wie sie sich leichtfüßig und ausgelassen zum Rhythmus arabisch-französischer Songs bewegten. Mir fiel ein, womit man mich gleich nach der Begrüßung konfrontiert hatte: Durch das Cortison hatte ich ziemlich zugenommen. Frédéric, ein enger Freund von Jamaal, hatte mir den Spiegel vorgehalten: »Mensch, du bist es ja. Dich hätte ich fast nicht erkannt. Du bist ganz schön dick geworden.« Auf Französisch und in Umgangssprache hatte das, was er sagte, in meinen Ohren noch verletzender geklungen: *»T'as vachment grossi, toi.«*

Ich hatte um Fassung gerungen und mich weggedreht. Frédéric ahnte kaum, wie sehr diese Bemerkung schmerzte. Schnippisch hätte ich erwidern können: »So ist das eben mit Cortison.« Eine solche Entgegnung hätte mich womöglich kurzfristig erleichtert, am Ende hätte ich mich aber nur noch elender gefühlt. Da war ich mir sicher.

Ähnlich wie in Köln war ich auch in Paris dem Vorhernachher-Effekt ausgesetzt gewesen – in einem negativen Sinn. Ich war froh, am nächsten Tag wieder nach Valenciennes zu fahren. Hier kannte mich jeder nur so, wie ich jetzt war: langsam und pummelig.

9. Kapitel

Ein weiterer Schub

Paris, Juni 1993 bis August 1995

»Tomaten, wunderschöne Tomaten, drei Kilo für nur zehn Francs ... Tomaten ... *Mesdames*, kommen Sie!«

In den Gassen und vor den weiß überdachten Ständen mit Obst und Gemüse drängten sich die Besucher. Es leuchtete in Rot, Grün und Gelb, dazwischen orangefarbene Paprika, Auberginen in einem glänzenden Dunkelviolett, überall Sträuße frischer Kräuter. Plötzlich ein besonders intensiver Geruch: Pfirsiche! Wunderbar! Ich ließ mich von Stand zu Stand schieben, sah zu, wie die Pariserinnen die Einkaufswagen füllten, die sie hinter sich herzogen. Ich staunte, wie die Frauen es schafften, sich selbst für einen Einkauf auf dem Markt im sprichwörtlichen Pariser Chic zu kleiden. Bei genauerem Nachdenken, so überlegte ich, liegt das weniger daran, was sie tragen, sondern an der Haltung, an der Art, wie sie sich bewegen. Eine Frau fiel mir besonders auf. Sie trug einen dunklen, knappen Pulli zum engen Rock. Neidisch betrachtete ich ihre wohlgeformten Waden und die hohen Absätze, auf denen sie vollkommen selbstverständlich herumlief, ohne Mühe und mit kleinen Schritten. Das blonde Haar hatte sie locker toupiert und im Nacken zusammengebunden. Es hätte mich nicht erstaunt, wäre sie einem Nouvelle-Vague-Film entsprungen, um sich mal kurz in der Realität umzuschauen.

»Probieren Sie!« Ein Mann mit Schürze und Baskenmütze hielt einen Teller, auf dem winzige Tortenstücke verschiedener Weichkäse lagen, zwischen die sich vorbeischiebenden Frauen und Männer. *»Merci«*, sagte ich und nahm mir im Gehen ein Stück Ziegenkäse. Während ich zum nächsten Stand gedrängt wurde, steckte ich es mir in den Mund. Wirklich gut, dachte ich. Vielleicht sollte ich einen Friséesalat mitnehmen und darauf warmen Ziegenkäse servieren. Eine perfekte Vorspeise. Als Hauptgang Fleisch und gedünstetes Gemüse, zum Dessert frische Feigen und Honigmelonen.

Von den üppigen Verführungen auf dem Wochenmarkt ließ ich mich anstecken. Ich trug unzählige Tüten, mehr, als ich beabsichtig hatte. Zum Schluss erstand ich noch einen Strauß gelber Chrysanthemen. Zu unserer Wohnung war es nicht weit. Sie lag zwei Querstraßen vom Markt an der Place d'Aligre entfernt. Beschwingt stieg ich in den vierten Stock, packte die Einkäufe aus und stellte die Blumen in eine Vase. Danach öffnete ich die Balkontür und sah auf die schmale Straße hinunter, in der ich mir mit Christoph – mit ihm hatte ich zusammen in Köln studiert – eine kleine Zweizimmerwohnung an der Bastille teilte. Hier hatten die Menschen am 14. Juli 1789 das einstige Gefängnis gestürmt, um gegen Willkür und Unterdrückung aufzubegehren. Es war der Startschuss der Französischen Revolution gewesen. Ich atmete den Geruch von Paris ein, eine Mischung aus Asphalt, Staub und Chlor, und hörte in der Ferne das gleichmäßige Wummern der Autos.

Auch wenn ich mich seit meinem Aufenthalt in Valenciennes, seit Oktober 1993, jeden Tag in meine Gedanken über Jean Genet vertieft hatte, war ich nach den acht Monaten – also der Dauer meines Stipendiums – noch weit davon entfernt, meine Arbeit über den Autor abzuschließen. Im März 1994 war ich erneut für ein paar Tage nach Paris gefahren. Bei Béatrice konnte ich nicht mehr übernachten, sie arbeitete inzwischen als Fremdsprachensekretärin in Rom. Dort wollte ich sie besuchen, und bevor der Flug abging, blieb ich für zwei Tage bei Christoph und seinem ebenfalls deutschen Mitbewohner Max. Christoph kannte ich aus meinem ersten Studienjahr in Deutschland, und wir sprachen viel über meine Arbeit über Genet. Mehr als vier Monate waren seit Jamaals Geburtstag vergangen. Mittlerweile konnte ich länger laufen, ohne zu ermüden, so war ich in der Lage, mehr von Paris zu sehen, sogar eine Reise nach Rom zu wagen. Als ich erfuhr, dass Max bald wieder ausziehen würde, sagte ich: »Da könnte ich dann ja sein Zimmer übernehmen.« Während der Pariser Tage war mir die Idee gekommen, bis zum Abschluss meiner Arbeit in der französischen Hauptstadt zu bleiben. Mut und Kraft hatten mich zu einer solchen Aussage bewogen. Meine Eltern würde ich bestimmt überreden können, mir diese Monate zu spendieren. Sie waren dann auch bereit gewesen, nach dem Stipendium meinen Pariser Aufenthalt zu finanzieren. Dass ich dann länger blieb als nur ein paar Monate, war damals noch nicht absehbar.

Christoph hatte meine Worte nicht vergessen und mich Ende April 1994 sofort angerufen, als das Zimmer frei war. Diese Chance ließ ich mir nicht nehmen, sowieso hätte ich nur noch ein paar Tage im Wohnheim bleiben können. Katharina und ich umarmten uns, machten noch eine letzte Spritztour in die Innenstadt von Valenciennes, danach packte ich erneut meine wenigen Sachen ein. Katharina wollte ihre Arbeit bei ihrem Professor beenden, selbst ohne Stipendium, sie hatte das seit längerer Zeit beschlossen und entsprechende Vorkehrungen getroffen, auch was ihr Zimmer im Wohnheim betraf. Professor Delaine sollte ebenfalls mein Ansprechpartner bleiben, dabei kam mir zugute, dass er seinen ersten Wohnsitz in Paris hatte und wir unsere Unterredungen bei ihm zu Hause fortsetzen konnten. Besser konnte es nicht sein.

Christoph schrieb wie ich an seiner Abschlussarbeit, und zwar über französische Autoren wie Jean-Philippe Toussaint und Jean Echenoz. Im Sommer zog seine italienische Freundin Maria zu uns in die kleine Wohnung. Sie wollte in Paris für ihre Diplomarbeit über italienische Romane weiblicher Autorinnen des 15. Jahrhunderts forschen. Mit ihren grünen, leicht nach unten gebogenen Augen und den dicken Locken, die ihr ins Gesicht fielen, sah sie ständig schläfrig aus. Sie bewegte sich langsam und machte alles mit Bedacht. Passend zu meiner neuen Nachdenklichkeit war sie eine ideale Freundin.

Vor allem zog mit Maria die italienische Esskultur in unsere WG ein. Schon mittags gab es regelmäßig etwas Warmes, und es war schön, in Gesellschaft zu essen. (Dafür hatte ich auch auf dem Markt eingekauft – in diesem Fall aber für ein Abendessen.) Danach unterhielten wir uns weiter, tranken einen Espresso, und dann musste ich mich auch schon beeilen, um rechtzeitig zur Bibliothek zu kommen, die um 14 Uhr öffnete und nach vier Stunden, um 18 Uhr, bereits wieder ihre Pforten schloss. Dazu ging ich zwanzig Minuten unsere schmale Straße bis zum großen Kreisverkehr an der Bastille hinunter und stieg dann in einen Bus. Inzwischen konnte ich zwar nicht gerade rennen, aber doch zügig gehen, insgesamt eineinhalb Stunden hintereinander. Glückswellen hatten mich durchzogen, als ich das erste Mal an dieses Limit heranreichte.

Es waren überhaupt stille Monate des Glücks. Das Schreiben war mühsam, aber es machte Spaß. Ich war fasziniert von dem Thema und fühlte mich bei meinen Forschungen auf den Spuren großer Pariser Intellektueller. In bescheidener Weise hoffte ich, ihnen nahe zu sein. Die Krankheit war weit weg, und ich glaubte, endlich in Paris, könne mir nichts passieren.

Im September gab ich meine Magisterarbeit ab, und wenige Wochen später hatte ich die mündliche Prüfung in Professor Delaines Wohnzimmer. Zum Schluss gratulierte er mir, meinte, er würde sich freuen, wenn ich bei ihm promovieren würde. Und wenn nicht bei ihm, dann überhaupt.

Natürlich wollte ich weiterforschen, und natürlich bei Professor Delaine. Ab November fuhr ich jede Woche mit dem TGV – gewissermaßen Frankreichs ICE – in einer Stunde von Paris nach Lille, um dort an der Universität mein Promotionsstudium zu beginnen. (Die Uni in Valenciennes arbeitete beim Promotionsstudium mit der in Lille zusammen.) Dazu setzte ich mich in die Metro und anschließend in die Schnellbahn, die mich zum Bahnhof Gare du Nord brachte. Dort stieg ich in den TGV, wobei ich voller Elan mit den anderen Mitreisenden über den Bahnsteig lief. Ich fühlte mich wie eine Business Woman.

Regelmäßig fuhr ich zudem mit meinem kleinen Corsa nach Köln, um meine Physiotherapie bei Kerstin fortzusetzen. Auch wenn ich in Deutschland krankenversichert war, hätte ich mir eine Physiotherapie in Paris suchen können. Doch ich fuhr gern nach Köln – nicht zuletzt, um Martha zu besuchen. Außerdem: Ich wollte nur Kerstin, mit der ich mich inzwischen duzte, als Therapeutin, keine andere. Auf ihr Anraten hin hatte ich mir ein Springseil gekauft und übte täglich damit. Eines Tages sagte sie: »Jetzt kannst du mit Joggen beginnen.« Fassungslos sah ich sie an. »Ja«, sagte sie, »das war jetzt kein Witz.«

Zurück in Paris, vereinbarten Maria und ich, gleich am nächsten Wochenende in einem Park in unserer Nähe mit einigen Joggingrunden zu beginnen. Maria wollte durch schnelles Gehen ihre Kondition verbessern, und ich nahm mir vor, langsam neben ihr herzutraben – zumindest so lange, wie ich es konnte. Am nächsten Samstagmorgen machten wir uns für unseren sportlichen Einsatz fertig. Maria trug einen Trainingsanzug aus weißer und fliederfarbener Fliegerseide – es war der Tennisdress von Christoph. Ich war in einen roten Trainingsanzug aus den Siebzigerjahren gekleidet. Marthas Mutter hatte ihn schon getragen, und meine Freundin hatte ihn mir vermacht, als sie von meinen Physiotherapiestunden erfahren hatte. Unsere Outfits waren weder edel noch französisch chic, aber darum scherten wir uns nicht. Zielstrebig begannen wir unser Training im Parc de Montreuil, wenn uns auch wenig später ein kleines Mädchen überholte, das seine Mutter fragte, was denn mit mir los sei: *»Pourquoi elle est comme ça, la dame?«* Ob sie damit die seltsame Bekleidung meinte oder meine Bewegungen? Ich machte mir keine Gedanken darüber – und lief lachend weiter.

Gut ein halbes Jahr war ich Paris, da gingen Christoph, Maria und ich auf eine Party, die Ende Januar 1995 Jamaal und sein Freund Philippe gaben. Beide hatten einen neuen Job in einem großen Unternehmen angetreten. In Philippes kleiner Wohnung im fünften Stock drängten sich die Gäste. Nach vielen Küsschen, mit denen ich begrüßt wurde, trat ich mit Jamaal auf den Balkon. Wir blickten auf die bleifarbenen Dächer von Paris, dahinter leuchtete der nächtliche Stadthimmel in Gelb und Orange. Drinnen wurde gelacht und getanzt. Jamaal an meiner Seite und der Rotwein beflügelten mich. Vorsichtig drehte er sich um mich herum, und ich passte mich behutsam seinem Rhythmus an. Das erste Mal seit langer Zeit tanzte ich … na ja, zumindest vergaß ich meine Vorsicht.

Am frühen Morgen stolperte ich nach Hause. Maria und Christoph hatte ich seit Stunden nicht mehr gesehen. Jamaal war ebenfalls verschwunden, und der Flirt mit einem der männlichen Gäste war vorbei, als die Feier sich aufzulösen begann. Die Magie des Abends zerfiel, das unbeschwerte Getändel wurde auf einmal plump.

Die Metro fuhr nicht mehr, aber da die Feier nicht weit von unserer Wohnung an der Bastille stattgefunden hatte, machte ich mich zu Fuß auf den Heimweg. Nach ungefähr dreihundert Metern konnte ich nicht mehr weiter. Hilflos stand ich auf der menschenleeren Straße. Die Welt entschwand wie im Fieberrausch. Verzweifelt setzte ich mich auf die Stufen eines Geschäfts. Auf die Idee, ein Taxi zu rufen, kam ich nicht.

War es eine Warnung? Ein Zeichen, das ich nicht hätte ignorieren sollen? Ich weiß es nicht. Einen Monat später, im Februar 1995, meldete sich die Krankheit wieder. Am Wochenende hatte ich mit Freundinnen von Maria einen langen Spaziergang unternommen. Es war Sonntag, die Luft roch frisch und nach Frühling. Es war herrlich, so weit laufen zu können. Zugegeben, am Ende fühlte ich mich zunehmend erschöpfter und war froh, als wir ein Café ansteuerten, wo ich mich setzen konnte.

Am Montag trübte erneut ein grauer Schleier auf dem linken Auge meine Sicht. Wie ist es möglich, dachte ich, dass ich abermals auf dem einen Auge nicht gut sehe? Vier Jahre zuvor hatte mit der gleichen Sehstörung die MS begonnen. Und jetzt hatte ich wieder Probleme mit dem Sehen. Ich war beunruhigt. Was war passiert? Ich konnte recht gut laufen, lebte in Paris und hatte, was nie mein Plan gewesen war, begonnen zu promovieren. Hatte ich mich in den letzten Wochen und vor allem am Tag zuvor beim sonntäglichen Vorfrühlingsspaziergang doch übernommen? Besorgt rief ich meinen Vater in der

Praxis an und berichtete ihm, dass mir das Sehen abermals kaum möglich sei.

»Mach dir keine Sorgen«, beruhigte er mich. »Das sind weiterhin Restbestände vom letzten Mal. Von Zeit zu Zeit kann das passieren. Das ist normal.«

»Ja?«, fragte ich zweifelnd. Davon hatte ich noch nichts gehört. Sollten diese »Restbestände« tatsächlich meine Sehschwierigkeiten erklären?

Anstrengungen, Wetterumschwünge oder andere belastende Umstände wie Stress oder ein Todesfall im engsten Familienkreis könnten, so mein Vater, dazu führen, dass sich alte Symptome wieder bemerkbar machten. »Bei dir ist es die bekannte Sehstörung auf dem linken Auge.«

»Und wie soll ich mich verhalten?«

»Gut ausruhen, den Tag genießen und nicht mehr daran denken.«

Das ließ sich machen. Erleichtert ging ich nach dem Telefonat aus der Wohnung, anschließend über den Markt und setzte mich dann am anderen Ende des Marktplatzes mit einer Zeitung in ein Café. Der helle Tag irritierte mich. Anstatt wohlig mein Gesicht der Sonne entgegenzustrecken, betrachtete ich unruhig die letzten Marktbesucher, die an den Gemüseständen vorbeigingen. Ich senkte den Blick und versuchte die tänzelnden Zeilen der Zeitung scharf zu stellen. Mir wurde übel.

Die nächsten Tage sah ich auf einem Auge unverändert verschwommen. Ich lag auf der Lauer, hoffte, dass sich die Sicht von selbst besserte – und glaubte es immer weniger. Auch wenn ich die Theorie meines Vaters gern gehört hatte, schien es mir doch sinnvoller, die Schwierigkeiten, die ich hatte, vor Ort zu klären.

Doch erst nach fünf Tagen schlug ich im Telefonbuch die Adresse des nächstgelegenen Neurologen nach.

»Kommen Sie noch am Vormittag vorbei«, sagte die männliche Stimme am anderen Ende der Leitung, nachdem ich die Nummer des Arztes gewählt und in einer Kurzfassung berichtet hatte, was mich bedrückte. Es konnte ein weiterer Schub sein. Aber dann war die Krankheit schneller aktiv geworden, als die Mediziner in Köln mir gesagt hatten. Sie hatten davon gesprochen, dass zwischen zwei Schüben im Schnitt zwei bis fünf Jahre vergehen würden. Und seit der Halbseitenlähmung, meinem letzten Schub, waren noch keine zwei Jahre vergangen. Nicht einmal den üblichen Schnitt hätte ich erreicht, sollte ich jetzt wieder einen Schub haben …

Ein Messingschild zeigte an, dass ich richtig war: »Dr. Rihet, *2e étage*« stand dort in klaren Lettern. Die Tür im zweiten Stock war angelehnt. Ich betrat eine herrschaftliche Wohnung, in der sich außer mir niemand befand – keine Arzthelferinnen (mich hatte schon gewundert, dass ich bei meinem Anruf nicht von einer solchen durchgestellt wurde, sondern den Arzt selbst am Apparat hatte), kein Empfangstresen, keine Patienten. An einer Tür gleich nach dem Eingang hing ein weiteres Schild: *»Salle d'attente«*. Also setzte ich mich ins leere Wartezimmer, ließ aber die Tür offen. Nach zehn Minuten kam ein kleiner schwarzhaariger Mann mit Brille und Schnauzbart durch die Tür und bat mich in sein Büro.

Dr. Rihet nahm hinter einem Schreibtisch aus dunklem Holz Platz und wies auf die Stühle davor. Mühsam die Tränen unterdrückend, erzählte ich ihm von der Diagnose, dem bisherigen Verlauf und der erneuten Verschlechterung meines Sehens seit fünf Tagen. Ohne mich weiter zu befragen oder zu untersuchen, griff er zum Hörer und überwies mich in ein Pariser

Krankenhaus. Benommen dachte ich nur daran, dass ich auf keinen Fall in eine Klinik wollte. Erst recht nicht in eine französische. Obwohl ich die Sprache gut beherrschte, wusste ich nicht, ob ich alle medizinischen Fachausdrücke sofort erfassen würde. Und es konnte genauso sein, dass man mich nicht richtig verstand … Doch manchmal gibt es nichts zu wollen. Man muss einfach nur. Bis heute weiß ich nicht, weshalb ich mich jedes Mal dagegen sträube, ins Krankenhaus zu gehen. Denn schon nach den ersten Cortisoninfusionen geht es mir immer besser. Und so begann sich auch damals, im Februar 1995, der Grauschleier über dem Auge schnell aufzulösen.

In der Pariser Klinik Ste. Anne lag ich mit einer alten Dame im Zimmer, die nicht sprechen konnte und kaum Besuch erhielt. Schwestern und Ärzte waren nett und kompetent. Die Mediziner, die mich behandelten, bestätigten den neuen Schub. Die Krankheit war also schneller als prophezeit wieder aktiv geworden, und das trotz der Prophylaxe mit Imurek, die die Autoaggressivität unterdrücken sollte. Ich war so sicher gewesen, ein neues Leben begonnen zu haben – und das hieß für mich ein Leben ohne Rückschläge … Es sollte nicht sein. Immerhin spürte ich eine Erleichterung: Dieses Mal schränkte der Schub nicht meine Bewegungsfähigkeit ein. Gerade hatte ich mich erholt, was das Laufen betraf. Meine ganzen Übungen, um erneut eine alltägliche Strecke bewältigen zu können, hatten mich so viel Anstrengung gekostet – es wäre schrecklich gewesen, wenn das alles verloren gegangen wäre.

Ein junger schlaksiger Arzt mit halblangen Haaren und ein weißhaariger älterer Mediziner – Dr. Sichère war anscheinend der Chefarzt – erschienen täglich zur Visite. Beide besprachen sich leise und beäugten mich nachdenklich. Dann resümierte

Dr. Sichère den bisherigen Verlauf und die Prophylaxe mit Imurek. Er bemerkte, dass Imurek bei mir nicht wirken würde (in Frankreich erhielt man das Medikament unter dem Namen Imurel). Schließlich hätte ich unter dem Mittel einen weiteren Schub bekommen.

»Imurek zu nehmen«, sagte ich, »heißt doch nicht, dass die MS völlig gestoppt ist.« Ich schüttelte den Kopf, überzeugt davon, dass der Schub ohne das Medikament noch schlimmer ausgefallen wäre. Ich musste so denken, sonst hätten meine Sorgen überhandgenommen. Was, wenn sich etwa die Augen verschlechtern würden und ich nicht mehr lesen könnte? Wenn ich nicht mehr in der Lage wäre, meine Promotion fortzusetzen? Ich hatte mich doch darauf eingestellt, in der Kopfarbeit – und dazu war das Lesen notwendig – einen Ausgleich zu meiner körperlichen Einschränkung zu entwickeln. Was, wenn auch dieses »Lebenskonzept« hinfällig wurde?

Das Grau, das meinen Blick einschränkte, war durch die Cortisoninfusionen bald verschwunden. Doch es war mir nicht möglich, mich beim Lesen länger als eine halbe Seite zu konzentrieren. Danach verlor ich die Zeilen, und auch an das gerade Gelesene vermochte ich mich nicht zu erinnern. Ich setzte wieder einmal all meine Hoffnung auf das Cortison. Als ich 1993, um die Entzündungen bei der Halbseitenlähmung anzugehen, in der Uniklinik Köln zum zweiten Mal dieses Medikament erhalten hatte, hatte ich fast zehn Kilo zugenommen – und bis zu diesem Zeitpunkt hatte ich sie immerhin zur Hälfte verloren. Mochten die fünf Kilo erneut draufkommen, Hauptsache, ich konnte wieder lesen. Seltsam, wie schnell sich Wahrnehmungen verschieben können – nun dealte ich um mehr Kilo, wenn sich nur die Sehkraft stabilisieren würde …

Im Krankenhaus setzten mich die Schwestern jedoch auf

eine Diät, und zwar auf eine ohne Salz. *Un régime sans sel*, erklärten sie mir, verhindere nämlich, dass sich Wasser im Körper einlagere. Ich hielt mich daran, und siehe da, ich verlor nicht nur die Pfunde, die ich seit dem letzten Krankenhausaufenthalt mit mir herumgetragen hatte, sondern auch zusätzliche. Die Französin weiß eben, wie man in jeder Lebenslage sein Gewicht behält, dachte ich sarkastisch.

Nach fünf Tagen durfte ich das Krankenhaus verlassen. Dr. Sichère meinte nochmals, ich solle meine Prophylaxe überdenken, seiner Ansicht nach zeige sie keine positive Wirkung.

»Gibt es denn eine Alternative?«, fragte ich.

»Nein, keine. Glaubt man aber den Fachzeitschriften, könnte es sein, dass die Forschung auf diesem Gebiet bald einen Schritt weiter ist.«

»Wenn das so ist, möchte ich trotzdem wie bisher dreimal täglich eine Tablette Imurek nehmen.«

Die Ärzte im Ste. Anne waren nicht einverstanden mit meiner Entscheidung und hielten das in ihrem Krankenbericht fest. Ich sei *»réticente«*, hieß es da, weigere mich, den Anordnungen zu folgen und würde an der Medikation mit Imurek festhalten.

Mein Vater war erleichtert, dass mein Klinikaufenthalt begrenzt war, vielleicht auch deshalb, weil er nicht hatte glauben können, dass ich einen dritten Schub hatte. Es waren keine »Restbestände« gewesen. »Aber«, sagte er und dämpfte damit meinen Elan, »jetzt sieh zu, dass du dein Diplom beendest, und dann such dir schnell eine Arbeit.«

Mit Diplom meinte er den schriftlichen Zwischenbericht, der in Frankreich die Promotion einleitet. Ich war empört über seinen Rat. Ich war froh, dass ich wieder besser sehen konnte, und machte mich daran, meine Forschungen fortzusetzen. Lesen, Analysieren und Schreiben waren Tätigkeiten, die mir mehr und mehr große Freude machten. Auch wenn ich mich zunächst nicht länger als zwei Stunden konzentrieren konnte, war ich davon überzeugt, einen Weg gefunden zu haben, den ich weitergehen wollte.

10. Kapitel

In einer Selbsthilfegruppe – Frauen am Spritzen

Berlin, Juli/August 1995

In der Toreinfahrt und dem anschließenden Hof war es dunkel. Das zweistöckige Gartenhaus sah aus wie viele Gartenhäuser in Berlin: Im Grunde war es grau und steinern und ohne viel Grün drum herum – ein solches Haus hatte mit der Anmutung eines Gartens an sich nicht viel zu tun. Ich klingelte an dem Schild »WG oben«. Es gab auch eine »WG unten«, in der wie in der oberen Wohngemeinschaft zehn Erwachsene mit Kind und Kegel leben sollten. Ein lautes Summen war zu vernehmen, und ich drückte die Tür auf. Spärliches Licht beleuchtete den Hauseingang und ließ eine breite Treppe erkennen.

»Tine! Hallo! Ich komme!« Nadias Stimme klang, als hätte meine Freundin meinen Besuch schon ungeduldig erwartet. Ich hörte, wie sie auf einem Fuß jede einzelne Treppe hinunterhüpfte. Schließlich schob sich an der Biegung des unteren Geländers als Erstes ein Bein in mein Blickfeld, es war Nadias linkes Bein, das in einem geschienten Verband steckte. Meine Freundin, die ich seit meinem ersten Studienjahr in Süddeutschland kannte, streckte es in einem rechten Winkel nach vorne. Und dann stand sie vor mir mit ihrem verwuschelten dunklen Schopf. Sie trug ein knappes orangerotes T-Shirt über weiten Shorts und stützte sich auf eine Gehhilfe.

Was für ein Schreck war das, als mich Nadia vor zwei Wochen in Paris angerufem hatte. Seit mehreren Jahren lebte sie in Berlin und liebte es, ständig auf Achse zu sein, zu wandern und auf Berge zu steigen. Bei dem Anruf erzählte sie mir, dass sie mit ihrem Motorrad einen schlimmen Unfall gehabt hätte. Auf regennasser Straße war ihr am frühen Abend die Vorfahrt genommen worden. Sie rutschte und lag plötzlich seitlich unter der Maschine. Danach: fünf Wochen Krankenhaus, alle Bänder gerissen, mehrere Operationen. Nun war sie seit Kurzem aus der Klinik entlassen und wohnte bei Freunden in dieser Groß-WG, da sie sich auf Krücken nicht allein versorgen konnte. Als ich davon erfuhr, beschloss ich, sie so bald wie möglich zu besuchen. Und im August 1995 umarmten wir uns dann in dem Berliner Treppenhaus.

Wie wir zusammen die Treppe hochstiegen, hatte das etwas Makabres an sich – zwei Frauen mit Bewegungsschwierigkeiten der unterschiedlichsten Art. Nadia sprang auf einem Bein die Stufen nach oben, ich schleppte mich von Stufe zu Stufe, dabei zog ich eine kleine, eigentlich leichte Reisetasche hinter mir her. Vor der WG-Tür angelangt, holten wir beide tief Luft. Und da wir beide sehr erschöpft vom Tag waren, gingen wir auch bald ins Bett. Nadia so verletzlich zu sehen, berührte mich. (Umgekehrt war es wahrscheinlich nicht viel anders.) Doch wie sie zuversichtlich berichtete, hatte sie Glück im Unglück gehabt. Die nächsten Wochen müsse sie intensiv ein Rehabilitationsprogramm absolvieren und viel trainieren, um ihr Knie richtig abwinkeln zu können. Doch in einem Jahr sei sie bestimmt wieder die Alte.

Beim Einschlafen dachte ich daran, wie zerbrechlich das Leben ist. Dass einem Menschen, der mir nahestand, etwas Schlimmes passieren könnte, damit hatte ich nicht gerechnet. Nicht jemandem, der kaum älter war als ich. Bevor ich einschlief, erinnerte ich mich noch an Nadias Physiotherapieprogramm, an ihren Glauben, in einem Jahr erneut »die Alte« zu sein. Das konnte ich nicht über mich sagen. Allem Training zum Trotz hatte sich mein körperlicher Zustand während der letzten zwei Jahre nur bis zu einem gewissen Punkt verbessert. Und wenn ich einen bestimmten Zustand erreicht hatte, konnte ich nie sagen, dass er sich auch so halten würde. Was für andere eine grauenhafte Vorstellung wäre – zu gern hätte ich bei meiner Krankheit einen Stillstand gehabt. Den gab es bei mir jedoch leider nicht. Der erneute Schub in Paris hatte gezeigt: Jeder Tag barg die Möglichkeit, dass sich mein Befinden schlagartig ändern konnte. Es konnte besser werden, aber genauso gut konnte es schlechter werden. Ständig musste ich auf diese Wechsel gefasst sein. Später, als ich schon länger mit der MS lebte, wusste ich das genauer zu beschreiben: Sicher ist für mich nur, dass nichts sicher ist – so heißt doch der Spruch, oder? Für Nadia hoffte ich, dass ihr Training die von ihr angestrebte Richtung nähme – es sollte ihr von Tag zu Tag, von Monat zu Monat besser gehen.

Im Zug von Paris nach Berlin hatte ich mich sehr unstabil auf den Beinen gefühlt. Als ich am Bahnhof Zoo ausstieg, war ich so wackelig auf meinen Füßen unterwegs gewesen wie lange nicht mehr. Ehrlich gesagt: Diese Tatsache war schon vor der Abreise erkennbar geworden. Ich hatte sie nicht wahrhaben wollen, ignorierte die erneute Verschlechterung erst einmal. Ich wollte zu Nadia nach Berlin fahren, das war beschlossene Sache. Das würde mir guttun, entschied ich, und die Beine würden bestimmt mitspielen. War ich denn nicht auch sonst ab und zu müde, fühlte mich erschlagen und hatte mich dann einfach erholt? Kein Grund also, die Fahrt zu verschieben.

In dem Dreibettzimmer, in dem ich lag, sah ich auf die Infusionsflasche mit dem aufgelösten Cortison und dachte an die letzte Woche. Mist, sagte ich mir, nun hänge ich schon wieder am Tropf … Nadia hatte ich einen Krankenbesuch abstatten wollen, und nun befand ich mich selbst im Krankenhaus. Grit, eine Freundin von Nadia und Besitzerin eines Autos, hatte mich in das Berliner Klinikum Benjamin Franklin gebracht, weil ich von Tag zu Tag schlechter laufen konnte und das linke Bein arg nachzog.

Ein weiteres Mal lebte ich in der »Krankenhaus-Blase«. Schwestern, Ärzte und die beiden anderen Frauen, die das Krankenzimmer mit mir teilten, zogen anfangs an mir vorbei, ohne dass ich Einzelnes erfassen konnte. Ich verstand nur eines: Wieder hatte ich einen MS-Schub. Einen vierten. Das linke Bein hatte es abermals erwischt. Zu meiner Erleichterung war der Einbruch, was meine Beweglichkeit betraf, nicht so gravierend wie 1993. Damals war ich ja halbseitig gelähmt und konnte mich die ersten Tage nicht einmal allein aufrichten. Immerhin war ich jetzt dazu in der Lage, wenn ich beide Hände zu Hilfe nahm oder mit einer Hand am Galgen zog, der über dem Bett hing.

Dennoch: Ich war verzweifelt. Nur ein halbes Jahr war seit der Sehnerventzündung in Paris vergangen – und erneut war ich im Krankenhaus gelandet. Bei aller Niedergeschlagenheit war ich aber froh, dieses Mal in Deutschland zu liegen – es war einfacher, mit Ärzten in der Muttersprache zu reden.

»Es gibt inzwischen eine Therapie, die die Schubhäufigkeit um 30 Prozent verringert.« Das hatte mir Dr. Beringer am Tag der Aufnahme mitgeteilt. Danach legte mir der junge Arzt, der so volles dunkles Haar hatte, dass es fast wie eine Perücke aussah (war aber keine!), die Infusionsnadel. Dabei erzählte er mir mehr von der neuen Behandlungsform bei MS: »Die Therapie besteht aus Interferon, das sich die Patienten dreimal die Woche subkutan spritzen, also unter die Haut.« Während ich auf seine dichte Brustbehaarung starrte, die üppig aus dem Ausschnitt seines blau-weiß gestreiften Hemdes quoll, hängte Dr. Beringer das Cortison an den Infusionsständer. Er würde mir in den nächsten Tagen mehr über die Interferon-Therapie berichten, fuhr er fort, aber ich solle mir doch vorab überlegen, ob ich für einige Zeit nach Berlin kommen könnte, um hier die Behandlung zu beginnen.

Das Cortison wirkte erneut binnen kurzer Zeit. Am dritten Tag konnte ich aufstehen und herumgehen. Es war, als wäre nichts geschehen. Auch mein Kopf war wieder klar, und ich hörte aufmerksam zu, als mir der Stationsarzt bei seiner nächsten Visite die neue Therapie detaillierter erklärte.

»Im Moment befinden wir uns mit Interferon-beta-1b kurz vor der Zulassung bei der Behandlung der Multiplen Sklerose. Das Medikament wurde in einer Doppelblindstudie weltweit an über 200 000 Patienten getestet. Die Ergebnisse waren hervorragend.«

»Doppelblindstudie? Was bedeutet das?«

»Mit einer solchen Untersuchung will man die Wirksamkeit eines Medikaments testen, in diesem Fall eben Interferon-beta-1b. Dabei erhält eine Patientengruppe das Medikament, eine andere nur ein Placebo, ein Scheinmedikament. Entscheidend ist, dass weder die Ärzte, die das zu testende Mittel verabreichen, noch die Teilnehmer des Experiments wissen, in welcher Gruppe sie sind. Davon haben nur diejenigen eine Ahnung, die die Studie leiten. So will man ausschließen, dass die Ergebnisse durch bestimmte Erwartungen beeinflusst werden. Sie kennen sicher den Placeboeffekt, der ja kein Hirngespinst ist und dennoch für Wissenschaftler suspekt erscheint. Da nehmen Patienten eigentlich wirkungslose Medikamente – und trotzdem kann man eine nachweisbare Wirkung feststellen.«

Ich nickte. Oft hatte mir mein Vater davon erzählt. Je mehr Vertrauen die Patienten zu ihrem Arzt hatten, umso größer konnte der Placeboeffekt ausfallen. Mich interessierte aber etwas anderes: »Wenn man das Interferon bislang nicht für MS zugelassen hat, ist ein solches Verfahren denn nicht risikoreich?«

»Nein. Hier in Berlin sind wir schon in der dritten klinischen Phase der Studie«, sagte Dr. Beringer. »Das bedeutet, dass das Medikament weltweit auf Wirksamkeit und Nebenwirkungen getestet wird. Wie gesagt, in Deutschland stehen wir kurz vor der Zulassung von Interferon-beta-1b, in anderen europäischen Ländern ist diese schon vor einiger Zeit erfolgt. Aber natürlich ist eine Teilnahme an dieser Studie freiwillig. Das muss jeder Patient selbst entscheiden. Wir in dieser Klinik bieten sie aber als eine Möglichkeit an.«

»Seit 1993 nehme ich Imurek. Alle Ärzte haben mir zu dieser Prophylaxe geraten, auch mein Vater, der selbst Mediziner ist. Dann bekomme ich Cortison, das in akuten Fällen ja recht zügig hilft, um die Entzündung zu stoppen. Was ist an dem neuen Medikament anders oder gar besser?« Für einen kurzen Moment hatte ich die Hoffnung, dass man eine innovative Therapie entdeckt hatte, die alle Probleme mit einem Schlag lösen würde. War es das Wundermittel, von dem alle immer träumen? Doch Dr. Beringer konnte mir eine derartige Nachricht nicht verkünden.

»Interferon-beta-1b ist ein Ersatz für Imurek. Imurek wirkt immunsuppressiv, das Interferon dagegen immunmodulierend.

Was nichts anderes heißt, als dass Ersteres die Aktivität der MS unterdrückt, Letzteres das Immunsystem zur Reaktion veranlasst, also die körpereigene Abwehr je nach Situation einschätzt und bestimmt. Das ist ein viel flexibleres System.«

In diesem Moment musste ich an die Neurologen im Pariser Krankenhaus Ste. Anne denken, speziell an Dr. Sichère. Er hatte die Wirksamkeit von Imurek bei mir massiv bezweifelt, doch ich hatte gegen seinen Willen die Tabletten weiterhin genommen. Aber ich erinnerte mich auch daran, dass Dr. Sichère mich damit getröstet hatte, dass es womöglich bald eine neue MS-Therapie geben würde. Wahrscheinlich hatte er damals schon das Wort »Interferon« benutzt, und ich hatte es nur vergessen. Erstaunlich war nur, dass mein Vater mir nichts darüber gesagt hatte.

Auch wenn Interferon-beta-1b kein Allheilmittel für MS-Patienten war, wie ich begriff – es gibt eben doch keine Wundermittel –, so erschien mir der Ansatz dieses Medikaments, erstmals modulatorisch in das komplizierte Krankheitsgeschehen einer Multiplen Sklerose eingreifen zu können, vielversprechend. Nach dem Gespräch mit Dr. Beringer musste ich das Gehörte sofort mit meinem Vater abklären.

»Ja«, sagte er, als ich ihm am Telefon von der neuen Behandlungsmöglichkeit berichtete, »von einer Therapie mit Interferon habe ich gehört. Allerdings wusste ich nicht, dass sie bereits in großen Studien getestet wird.«

»Rätst du mir, an einer solchen Studie teilzunehmen?«

»Frage doch deinen Arzt, was für positive Erfahrungen man damit gemacht hat. Vielleicht hilft dir das, eine eigene Meinung zu finden.«

Das war ein guter Tipp.

In einem weiteren Gespräch mit Dr. Beringer wollte ich wissen, welche möglichen Behandlungsvorteile ich hätte, würde ich mich entschließen, an der Studie teilzunehmen.

»Nach den bisherigen Erkenntnissen«, antwortete er, »hat Interferon-beta-1b nachweislich einen Effekt auf die Schubprophylaxe. Wie gesagt, durchschnittlich nehmen die Schübe um 30 Prozent ab.«

Sofort rechnete ich: Von drei Schüben konnte ich durch Interferon einen verhindern. Zwar war das keine Heilung, aber eine deutlich bessere Perspektive. Und so musste ich nicht lange überlegen: Ich beschloss auf der Stelle, meine Zelte in Paris abzubrechen und nach Berlin zu ziehen, um mit der neuen Behandlungsmethode zu beginnen. Der Entschluss war sogar gefallen, bevor die dritte Flasche Cortison in meinen Körper lief. Dr. Beringer brachte mir auch einen Zeitschriftenartikel auf Englisch mit, in dem über die Erfahrungen mit Interferon berichtet wurde. Das Medikament wurde in Injektionen verabreicht, das hieß, ich würde es mir selbst mehrmals die Woche selbst spritzen müssen. Auf meine Nachfrage, welche Nebenwirkungen beobachtet wurden, sagte Dr. Beringer, im Allgemeinen sei Interferon gut verträglich. Anfangs könnten grippeähnliche Symptome auftreten, die allerdings mit der Zeit verschwinden würden. Das erschien aushaltbar. Auch spielte er diese unerwünschte Begleiterscheinung hinunter, meinte, ich könne die Symptome gegebenenfalls mit Grippemitteln in den Griff bekommen.

Wir vereinbarten nach dieser Entscheidung einen Termin in der neurologischen Ambulanz des Klinikums. Bei diesem wollte der Stationsarzt mich anleiten, wie ich das Medikament zu spritzen hatte. Der Termin sollte in sechs Wochen sein. Bis dahin, so Dr. Beringer, könne ich mir noch einmal alles gut überlegen.

Anfang August 1995 wurde ich aus der Benjamin-Franklin-Klinik entlassen. Das Zimmerproblem war schnell gelöst: Vorübergehend konnte ich in der WG wohnen, in der Nadia ebenfalls Unterschlupf gefunden hatte.

In Berlin begann ich erstmals, mich eingehender mit meiner Erkrankung auseinanderzusetzen. Ich verließ mich nicht mehr nur auf meinen Vater und sein Wissen über MS – was begrenzt war, denn er war kein Facharzt für Neurologie –, sondern holte selbst Informationen ein. Jahrelang wurde die Deutsche Multiple Sklerose Gesellschaft (DMSG) zum wichtigsten Kontakt. Sie war mir eine große Hilfe, als es darum ging, mehr über Interferon zu erfahren. Mitarbeiter dieser Gesellschaft wiederholten das, was Dr. Beringer gesagt hatte, nur in einer viel ausführlicheren Form. Sie empfahlen mir die Adresse eines ambulanten Neurologen, und die Pädagogen und Psychologen, die in dieser Beratungsstelle tätig waren, klärten mich nicht nur über medikamentöse Behandlungsmöglichkeiten auf, sondern sie wiesen mich auch darauf hin, zusätzliche Therapien in Betracht zu ziehen, etwa Yoga, Qigong oder Hippotherapie – eine Physiotherapie auf dem Pferd.

Nach und nach begann ich mir ein Netzwerk aufzubauen, das mich bei der Krankheitsbewältigung unterstützte. Solche professionellen Anlaufstellen sind für jeden Erkrankten unabdingbar, um als betroffene Person dem Krankheitsgeschehen nicht ausgeliefert zu sein, um sich durch fachliche Informationen weniger hilflos zu fühlen. Dazu gehörte, dass ich mich einer Selbsthilfegruppe für Frauen mit MS anschloss – obwohl ich vorher nie Menschen hatte treffen wollen, die Multiple Sklerose hatten. »Wir machen keinen Symptomwettbewerb«, stellten Susanne und Birgit, die beiden kurzhaarigen und resoluten Gründerinnen der Gruppe, beim ersten Treffen klar. Erleichtert lachten die anwesenden Frauen auf.

Zehn Frauen zwischen zwanzig und vierzig saßen in einer Ladenwohnung auf Matratzen. Einzige Dekoration in dem weiß gestrichenen Raum war eine Stehlampe, die ihn durch ein gelbes Tuch, das über die Lampe geworfen war, in ein freundliches Licht tauchte. Jeden Montagabend trafen wir uns, fast drei Jahre lang. Wir alle waren noch nicht lange an MS erkrankt, und mir tat es gut, so viele andere junge Frauen mit ähnlichen Problemen kennenzulernen. Es waren alles tolle Menschen, von denen ich viel lernte.

Wenn wir uns trafen, legten wir erst einmal – sozusagen als Anfangsritual – kleine Karten auf den Boden. Danach zog eine Frau ein solches Kärtchen, auf denen Begriffe wie »Kraft«, »Zärtlichkeit« oder »Gehorsam« standen. Veranschaulicht waren sie durch naiv gezeichnete Engel. Anschließend wurde der Begriff laut vorgelesen, und jede Teilnehmerin der Selbsthilfegruppe musste zu ihm etwas sagen, das mit der eigenen Befindlichkeit zu tun hatte.

Als ich einmal mit unserem Ritual begann, nahm ich eine Karte auf, auf der »Gehorsam« zu lesen war, darunter entdeckte ich einen brav dreinblickenden Engel, der auf einem Moped saß und an einer roten Ampel hielt. Fragend sah ich die anderen Frauen an, nachdem ich den Begriff laut in die Runde gerufen hatte. So recht konnte ich mit ihm nichts anfangen. Er störte mich sogar. Am vergangenen Wochenende hatte mich Martha besucht, die noch immer in Köln über Kalle wohnte. (Später zog sie nach Spanien, in die Nähe von Bilbao, und wurde Mutter; Kalle wog inzwischen zehn Kilo weniger, hatte seine schlunzigen Sportsachen gegen legere Anzüge und Hawaiihemden eingetauscht und sich mit einer Eventagentur im Sportbereich selbstständig gemacht.) Martha und ich hatten viel gelacht, Unfug gemacht, waren lange ausgegangen. All das hatte nichts mit Gehorsam zu tun.

Da ich immer noch nichts sagte, meinte Birgit, die mir gegenübersaß: »Hast du dich etwa rüpelhaft verhalten und bist bei Rot über die Ampeln gerast?«

»Das nicht«, antwortete ich schmunzelnd, »aber …«

»… du warst nicht gehorsam, stimmt's?«

»Na ja, wie man's nimmt. Meine Freundin Martha aus Köln war da, und wir haben ein bisschen über die Stränge geschlagen, auf jeden Fall fühlte ich mich am Sonntag verkatert. Und auch jetzt könnte ich auf der Stelle einschlafen.«

»Dann ist doch alles klar«, rief Anke, die links von mir saß. »Aber dennoch solltest du aufpassen. Seit Längerem gehe ich nur aus oder auf Partys, wenn ich am nächsten Tag keinen Termin oder auch sonst nichts Wichtiges vorhabe. Danach bleibe ich den ganzen Tag zu Hause. Klingt öde, aber meinem Körper bekommt es gut. Überhaupt fühle ich mich dann besser.«

Den Termin im Benjamin-Franklin-Klinikum hatte ich in der ersten Septemberwoche 1995. Dort wollte man ja mit mir die weitere Schubprophylaxe besprechen und mir die erste Spritze setzen. Grit begleitete mich dorthin. Grit kannte ich wie Nadia seit Jahren. Mit ihrem knallroten Lippenstift, den frechen Augen und den goldblonden Haaren stach sie mir unter Nadias Freundinnen sofort ins Auge. Grits Anmerkungen waren intelligent, süffisant, und manchmal zeichnete sie sich durch einen sarkastischen Humor aus. An diesem Donnerstagvormittag saßen wir als Einzige im Flur vor der neurologischen Ambulanz und gingen leise die Fragen durch, die ich Dr. Beringer stellen wollte. Grit sollte dabei eine mentale Stütze sein, aber auch ein zweites

Paar Ohren. Was ich vielleicht nicht so schnell erfasste oder in meiner Aufregung überhörte, sie würde es als »neutrale« Person bestimmt behalten. Klären wollte ich, wie ich das Interferon verabreichen sollte – es war ja von einem Spritzen unter die Haut die Rede, ähnlich leicht zu handhaben wie Insulinspritzen. Auch wollte ich nochmals mit ihm durchgehen, mit welchen Nebenwirkungen ich zu rechnen hatte.

Dr. Beringer bat uns nach einer Weile in einen kargen Untersuchungsraum. Wohlwollend beobachtete er, wie ich ohne große Schwierigkeiten das Klinikzimmer betrat. Nachdem er sich nach meinem Befinden erkundigt hatte, ging er zu einem Kühlschrank und holte aus ihm eine weiße Schachtel, außerdem aus einem Hängeschrank in der Nähe abgepackte Einwegspritzen.

»Hier ist also das Interferon«, sagte er und entnahm der Schachtel zwei Fläschchen, eine kleine mit weißem Pulver und eine mit einer klaren Flüssigkeit. »Das Medikament muss stets kühl gelagert werden«, betonte er. Dann zeigte er mir, wie man das Mittel in Pulverform in der klaren Flüssigkeit auflöste. »Nun setze ich eine kurze dünne Nadel auf die Spritze der Ampulle«, fuhr er fort, »und ziehe die Flüssigkeit in dem Fläschchen hoch. Danach habe ich eine gebrauchsfertige Spritze.« Ob ich so weit folgen könne, erkundigte er sich weiter. Ich nickte und sah ihm aufmerksam zu, wie er das angemischte Interferon auf eine Spritze zog. Spritzen waren für mich durch den Beruf meines Vaters ein selbstverständlicher Anblick. Grit schaute etwas skeptischer. Was mir Dr. Beringer dann zur subkutanen Injektion erläuterte, hatte mir schon mein Vater erklärt: »Sie müssen in das Fettgewebe der oberen Hautschicht zielen.« Einen Moment hielt er inne, schließlich sagte er: »Am besten, Sie setzen die erste Spritze gleich selbst.«

Ich hatte nichts dagegen, denn genau mit diesem Ziel war ich ja in die Ambulanz gekommen. Meine Aufgabe jetzt: eine Stelle am Unterbauch auswählen, sie mit Alkohol desinfizieren, mit Zeigefinger und Daumen der einen Hand eine Falte greifen und mit der anderen Hand dort die Spritze ansetzen und langsam die Flüssigkeit in die Haut einspritzen.

Auch wenn mir alles nicht ganz geheuer war, so hatte ich die Spritze doch ohne Probleme gesetzt. Zufrieden und erleichtert lehnte ich mich zurück. Die nächste Spritze in zwei Tagen würde ich mir allein verabreichen können.

»Na, das ging doch super«, konstatierte auch Dr. Beringer. »Das war's auch schon. Und sollten Sie grippeähnliche Symptome haben, holen Sie sich Ibuprofen aus der Apotheke.«

Damit war das Thema Nebenwirkungen auch erledigt. Der Termin war schneller vorbei, als ich angenommen hatte.

»Da war ich ja geradezu überflüssig«, bemerkte Grit lachend, als wir draußen vor der Ambulanz standen.

»Vergiss nicht«, erwiderte ich, »dass ich ohne dich nicht so souverän gewesen wäre.«

»Und jetzt wirst du dich wohl mit dem Spritzen anfreunden müssen, du Junkie.« Grit verzog das Gesicht. Sie sagte es nicht, aber es war unschwer zu erkennen, dass ihr vor den Nadeln grauste. Aber sie hatte es erfasst, es ging wirklich um ein »Anfreunden« mit dem Spritzen. Damals war dieses Prozedere noch sehr umständlich und unpraktisch. Inzwischen gibt es ein elektronisches Hilfsmittel, einen sogenannten Injektomat, in dessen Gehäuse das Medikament eingelegt und die Selbstinjektion durch Knopfdruck ausgelöst wird. Außerdem ist es heute möglich, Interferon bei Zimmertemperatur aufzubewahren.

Die meisten Frauen in unserer Selbsthilfegruppe setzten sich ebenfalls selbst Spritzen. Seit einiger Zeit existierten sogar zwei

Medikamente, um die Schubhäufigkeit zu verringern. Der Effekt beider Immunmodulatoren war mit 30 Prozent ungefähr gleich. Entweder nahmen die Frauen mehrmals die Woche Interferon-beta-1b, oder sie spritzten täglich Glatirameracetat (Handelsname: Copaxone). Beide Medikamente wurden subkutan injiziert. Da ich eine Läsion hatte, also eine durch die Multiple Sklerose bedingte Schädigung der Nervenleitung, die mich in der Gehfähigkeit beeinträchtigte, fiel ich nach ärztlicher Meinung nicht in die Gruppe der MS-Patienten, die am meisten von Glatirameracetat/Copaxone profitieren würden. Den Frauen, bei denen Multiple Sklerose diagnostiziert war, jedoch ohne bleibende Schäden der Nervenleitungen, riet man dagegen zum täglichen Injizieren von Copaxone. Dieses Medikament verursachte keine bis kaum Nebenwirkungen. Überzeugend fand ich den Wirkmechanismus dieser Substanz: Da ihre Zusammensetzung den Bestandteilen isolierter Nervenzellen ähnelt, sollte das Medikament deren Eigenschaften übernehmen und auf diese Weise die bei MS auftretenden Entzündungsreaktionen vermindern. Aber wie gesagt: Meine Nervenzellen hätten dafür vollkommen gesund sein müssen. Alle Frauen berichteten, unabhängig davon, ob sie täglich spritzten oder mehrmals wöchentlich, von Vernarbungen der Haut an den Einstichstellen. Auch wenn diese regelmäßig gewechselt wurden, wurde es mit der Zeit immer schwieriger, eine Stelle zu finden, in die wir stechen konnten.

Ich war froh, nicht täglich spritzen zu müssen und nicht dadurch täglich an die Krankheit erinnert zu werden, doch ich bedauerte, dass bei mir die MS zu weit fortgeschritten war, um die entzündlichen Prozesse mit dieser Therapie zu bremsen.

Außerdem hatte ich zu Beginn der Therapie mit Interferon-beta-1b starke Nebenwirkungen. Als ich mit Grit nach dem Besuch in der neurologischen Ambulanz nach Hause fuhr, war ich aufgekratzt und froh über die Entscheidung, vorerst in Berlin zu bleiben und endlich durch die langfristige Therapie mit Interferon etwas gegen die MS unternehmen zu können. In der WG angekommen, ging ich aber sofort in mein Zimmer. Auf einmal war mir zittrig zumute, und ich legte mich ins Bett. Wenig später fühlte ich eine nie erlebte innere Kälte. Ich konnte mich kaum aufrichten und stakste steif in die Küche, um mir eine Wärmflasche zu machen und heißen Tee zuzubereiten. Als Nadia wenig später von ihrer Physiotherapie zurückkehrte, klapperte ich mit den Zähnen. Sie schickte mich zurück ins Bett und ging nochmals auf Gehstützen den für sie beschwerlichen Weg die Treppe herunter und wieder herauf, um in der Apotheke Grippemittel zu besorgen.

Seither nahm ich, eine Stunde bevor ich die Interferonspritze setzte, eine Ibuprofen-Tablette, um nicht abermals solche Nebenwirkungen zu erleben. (Auch ein Tipp aus der Selbsthilfegruppe.)

Die »Grippe« blieb mir als Warnung im Gedächtnis – Ärzte scheinen die Angewohnheit zu haben, Nebenwirkungen zu banalisieren. Das sollte ich noch öfter erleben. Sobald sie davon sprechen, ein Medikament sei »im Allgemeinen gut verträglich«, bin ich heute voller Argwohn. Sprach jemand noch einmal von »grippeähnlichen Symptomen«, fragte ich genauer nach: »Meinen Sie etwa eine erhöhte Temperatur?« Je klarer die eigenen Vergleiche waren, umso weniger konnten sie drum herum reden.

Bis heute sieht die Standardtherapie bei MS folgendermaßen aus – wobei zwischen Akut- und Langzeittherapie unterschieden wird: Im akuten Fall eines Schubs wird das Entzündungsvorgehen mit Cortison behandelt. Über drei bis fünf Tage erhält der Patient Infusionen mit einem Gramm Cortison. Bei schlimmen Schüben kann die Dosis auf zwei Gramm hochgesetzt werden. Sollte diese Behandlung nicht wirken, wird eine Blutwäsche vorgenommen. Bei dieser therapeutischen Maßnahme, der Plasmapherese, wird über die Halsvene Blut ausgetauscht.

Die Möglichkeiten einer Langzeittherapie richten sich nach den Verlaufsformen der MS, und davon gibt es zwei. Am häufigsten ist die schubförmige Verlaufsform, in der akute Verschlechterungen mit ruhigen Phasen abwechseln, in denen sich die Schädigungen wieder vollständig zurückbilden können. 15 Prozent aller MS-Erkrankten haben dagegen einen progredienten Verlauf, bei dem die Beeinträchtigung langsam, aber kontinuierlich fortschreitet. Bei 50 Prozent der Personen, die anfänglich an schubförmiger MS erkranken, geht die Krankheitsform im Laufe der Zeit in einen sekundär-progredienten Verlauf über: Es treten kaum noch Schübe auf, aber die Krankheit schleicht weiter voran, und der körperliche Zustand verschlechtert sich. Für diesen Verlauf existieren bislang keine Behandlungsformen, die das Geschehen bremsen.

Bei einem schubförmigen Verlauf stellen Copaxone und Interferon die beiden Medikamente einer Langzeitbehandlung dar. Seitdem diese Möglichkeiten existieren, schwerwiegenden Schädigungen durch die Multiple Sklerose vorzubeugen, raten Ärzte den Patienten mit gesicherter Diagnose, frühzeitig mit der Behandlung zu beginnen. Wer weiß, wie es mir heute ginge, wenn 1991 die Möglichkeit bestanden hätte, mit Copaxone gezielt in das Krankheitsgeschehen einzugreifen. Doch darüber nachzudenken ist müßig. Entscheidend ist jetzt, mit welcher Haltung ich der Krankheit heute begegne. Gerade dann, wenn Ärzte – wie im Januar 2012, als ich wegen eines neuen Schubs in der Berliner Charité lag – bedauernd betonen, ich hätte einen chronisch-progredienten Verlauf und keine der neuen Medikamente kämen dafür als Behandlung infrage. Jedes Mal bin ich dann wie vor den Kopf gestoßen. Auch wenn ich weiß, dass Mediziner meine Form der MS als chronisch-progredient bezeichnen, macht es mich traurig, wenn sie sagen: »In Ihrem Fall können wir nichts tun.« Da hilft nur eins: Ich ändere dann die Sichtweise. Anstatt darüber nachzudenken, wie schrecklich eine Aussage wie »Tut uns leid, aber wir können nichts ändern« klingt, besinne ich mich auf das, was ich unabhängig davon habe – meinen meist vorherrschenden Optimismus, Freunde, meinen Liebsten …

Seit 2005 existiert noch eine weitere Therapiemöglichkeit, um Patienten mit rasch fortschreitendem schubförmigem Verlauf zu behandeln: Natalizumab (Tysabri). Alle vier Wochen wird dieses Medikament per Infusion verabreicht. Natalizumab ist ein hochwirksames Mittel, doch trotz aller Erfolge können in seltenen Fällen schwerste Nebenwirkungen auftreten, etwa eine Virusinfektion des Gehirns, die bleibende Schäden verursacht, die sogar zum Tod führen können.

Wenn trotz einer solchen Basistherapie die Krankheitsaktivität aggressiv bleibt, versucht man es mit Medikamenten, die aus der Krebstherapie bekannt sind, also mit Zytostatika. Da wird dann mit Mitoxantron (Ralenova) oder Cyclophosphamid (Endoxan) behandelt. Diese Medikamente sollen das Fortschreiten der Krankheit stoppen und weitere Schädigungen verhindern. Beide haben starke Nebenwirkungen, dazu gehören bekannte Begleiterscheinungen wie Haarausfall. »Du hast doch genug Haare auf dem Kopf«, erwiderte Grit, als ich ihr davon berichtete. Vor allem aber können sie das Herz schädigen und daher nur eine begrenzte Zeit verabreicht werden.

Dieses Vorgehen ist seit fünfzehn Jahren der Behandlungsstandard bei MS, den der Ärztliche Beirat der Deutschen Multiple Sklerose Gesellschaft empfiehlt. Seit Jahren herrscht ein reges und stetes Forschungsgeschehen, um die Mechanismen der MS und deren Behandlungsmöglichkeiten zu entschlüsseln. Zwar konnte bis heute keine eindeutige Erklärung für die Entstehung dieser Erkrankung des zentralen Nervensystems gefunden werden, doch zunehmend gelingt es, das Fortschreiten der Multiplen Sklerose aufzuhalten und ihre Symptome zu lindern.

Seit 2010 existieren die Wirkstoffe Fingolimod und Cladribin. Fingolimod ist ein Immusuppressivum und wird ein- bis zweimal täglich eingenommen. Das als Tablette verabreichte Medikament Fingolimod verhindert, dass potenziell schädliche Immunzellen aus den Lymphknoten in die Blutbahn gelangen. Dadurch können sie nicht mehr zu Entzündungen im Nervensystem beitragen. Studien zufolge senkt Fingolimod die Schubrate um bis zu 50 Prozent. Als Nebenwirkungen können Leberschäden auftreten. Daher sollte man hierbei engmaschig das Blutbild kontrollieren.

Cladribin ist ein Zytostatikum, das innerhalb eines Jahres in zwei bis fünf Zyklen verabreicht wird. Beide Medikamente haben in Studien gegen das Fortschreiten der Krankheit einen guten Einfluss gezeigt. Das aus der Krebstherapie bekannte Mittel Cladribin verbesserte dabei noch die Gehfähigkeit. Gern würde ich mich wieder besser bewegen, gar laufen können, aber dieses Mittel ist nicht für meinen sekundär-progredienten Verlauf zugelassen. 2013 wird ein weiteres Medikament für den schubförmigen Verlauf zugelassen: Fumarsäure. Der Wirkstoff soll zweimal täglich in Tablettenform eingenommen werden. Offenbar halbiert er die Schubrate bei der Multiplen Sklerose, und auch die MS-typischen Schädigungen des Gehirns werden deutlich reduziert.

Leider erscheinen alle diese Mittel zu spät, um bei mir die Krankheit einzudämmen. Doch es gibt zwei Stoffe, die unabhängig von der Verlaufsform bei der symptomatischen Therapie wirksam sind: Cannabinolspray (Handelsname: Sativex) hilft mir seit August 2011, die Steifigkeit der Beine zu lindern. Mit weniger Spastik bewege ich mich deutlich besser. Ebenfalls seit Mitte 2011 wird Fampridin (Fampyra) zur Verbesserung der Bewegungsabläufe eingesetzt. Das Medikament ist ein Kaliumblocker, der für alle Verlaufsformen der Multiplen Sklerose zugelassen ist. In Studien konnten 30 Prozent der Patienten unter Fampridin besser laufen. Zwar wurden sie nur an wenigen Teilnehmern getestet, aber wer weiß, vielleicht kann ich in Zukunft damit meine Beine beim kurzen Laufen besser vom Boden heben …

11. Kapitel

»Ein Drittel genügt«

Berlin, Oktober 1998

Als ich 1995 in Berlin strandete, war der Traum Paris wieder einmal vorbei – doch an seine Stelle trat etwas anderes. Nun galt es, dem Fortschreiten der Krankheit Einhalt zu gebieten. Ich begann die neue Therapie mit Interferon, setzte mir alle zwei, drei Tage eine Spritze unter die Haut und lernte schnell, damit umzugehen. Auf dem Flohmarkt kaufte ich mir eine orangefarbene Retro-Kühltasche, packte darin Ampullen und Spritzen ein und konnte so für ein paar Tage zu Freunden fahren oder in den Urlaub. Bei Freunden stellte ich das Interferon sofort in den Kühlschrank, aber auch in Pensionen und Hotels war es nie problematisch, mit der kleinen Tasche an die Rezeption zu gehen und nach einer Kühlmöglichkeit zu fragen. Es ergaben sich unverbindliche Plaudereien, und die Hilfsbereitschaft war größer, als ich angenommen hatte.

Langsam fing ich an, mein Leben auf die MS auszurichten – zwangsweise. Von dem Schritt, offen eingestehen zu können: »Ich habe MS«, war ich noch weit entfernt. Und tat ich es doch außerhalb der Selbsthilfegruppe oder dem geschützten Raum von Freunden, brach ich oftmals in Tränen aus. Also verfuhr ich nach dem alten Muster: Sobald es mir besser ging, verhielt ich mich so, als wäre nichts. Ich war froh, dass ich die letzten Krisen mit Schrammen überstanden hatte. Das Unheil, das über meinem Leben lag, es wurde eingegraben. Wer sagte denn, dass ein Schub auf den anderen folgte? Es ging mir gut, und ich blickte nach vorn. Und da die Gehschwäche zwischen den Schüben in den folgenden Jahren nicht auf den ersten Blick erkennbar war, sah ich auch keinen Grund, darüber zu sprechen.

Ärzte suchte ich weiterhin ungern auf, nur wenn es notwendig war. Als ich das Immunsuppressivum Imurek einnahm, ließ ich einmal im Monat das Blutbild kontrollieren, was ich auch während der Zeit in Valenciennes und Paris tat. Seitdem ich nun aber in Berlin Interferon spritzte, war ich regelmäßig in fachärztlicher Beratung. Und einer dieser Fachärzte war Dr. Hammerschmidt, der mir von der Deutschen Multiple Sklerose Gesellschaft empfohlen worden war.

In seiner neurologischen Praxis in Berlin hingen Kunstdrucke, ähnlich wie in der von Dr. Gambrovicz in Köln. Dieses Mal überwog jedoch kein Anthrazit, sondern ein Blau. Die Arzthelferin, die mich empfing und sich mit Schwester Eva vorstellte, war eine Endfünfzigerin mit grau-blond gesträhntem Kurzhaarschnitt. Nachdem die Formalitäten geklärt waren, bat sie mich in ihrer warmherzigen Art ins Wartezimmer. Auch bei diesem Neurologen gab es ein hochwertiges Zeitschriftensortiment. Fast musste ich lächeln: Waren Neurologen geklonte Wesen, die sich überall in der Bundesrepublik ausgebreitet hatten? Die anderen wartenden Patienten blätterten in der *Vogue* oder im *Spiegel* oder lasen in einem Buch. Ich nahm eine Zeitschrift zur Hand, öffnete sie kurz, konnte mich aber nicht konzentrieren. Stattdessen ließ ich meine Augen schweifen: einige junge Frauen, darunter eine, die im Rollstuhl saß. Ältere Menschen, die zitterten. Kurz überlegte ich, wie ich mir Dr. Hammerschmidt vorzustellen hatte. Aber dann malte ich mir das nicht weiter aus, im Vordergrund stand einzig und allein seine Funktion als neurologischer Facharzt mit Schwerpunkt MS. Er sollte meine neue Therapie mit Interferon begleiten, außerdem hatte ich zahlreiche Fragen zu der Perspektive, die mich erwartete.

Nach eineinhalb Stunden bat mich Dr. Hammerschmidt in sein Behandlungszimmer. Auf den ersten Blick konnte ich erkennen: jugendlich, höchstens vierzig, schlank, dunkelhaarig, dynamisch. Er befragte mich zum Krankheitsverlauf, klopfte die Reflexe ab und ließ mich – es hätte mich gewundert, wenn es nicht so gewesen wäre – einbeinig auf der Stelle hüpfen. Interessiert gab er sich bei der Erkundung meiner Lebensumstände.

»Sie sind Studentin?«

»Ja«, erwiderte ich, »ich studiere Literaturwissenschaft.«

»Literatur?«

»Französische Literaturwissenschaft.«

»Frankreich – das ist spannend.«

Als Nächstes Frage und Antwort in einem: »Sie leben in einer Wohngemeinschaft? … Gut.«

»Haben Sie einen Partner?«

Ich verneinte.

»Hm.«

Derartige Unterhaltungen beim Arzt waren mir nicht mehr fremd, doch auf die Fragen, die mich beschäftigten, hatte Dr. Hammerschmidt keine Antwort. So wollte ich wissen: »Was bedeutet die Diagnose MS für mich? Wie geht es weiter? Was soll ich machen? Kann ich etwas tun? Hört das wieder auf?«

Mehr Empathie und Zuspruch – Fehlanzeige. Dabei hätte ich genau das nötig gehabt – und noch heute wünsche ich mir manchmal mehr Einfühlungsvermögen bei Neurologen. Ärzte, die diese Fähigkeit besitzen, sind leider selten. Laut der DMSG war Dr. Hammerschmidt jedoch fachlich gut, und zudem benötigte ich ihn, um die Interferonspritzen auf Rezept zu bekommen. Auch bat ich ihn darum, mir eine Physiotherapie zu verschreiben. Ich dachte, jetzt, wo ich wohl länger in Berlin leben würde, wäre es zu umständlich, mein Trainingsprogramm in Köln fortzusetzen. Es musste doch hier eine Möglichkeit geben. Und so war es dann auch.

Im Klinikum Benjamin Franklin fragte ich die Physiotherapeutin, die mich dort behandelt hatte, ob sie mir eine Kollegin empfehlen könne. Sie riet mir, in die Praxis von Marianne Hading zu gehen. Die Stunden bei ihr erwiesen sich als kleines Wunder (wenn es schon keine großen gibt). In dem Moment, als sie die Tür öffnete und mich zur Begrüßung mit ihren kornblumenblauen Augen anstrahlte, war sie mir sympathisch. Unmittelbar fasste ich tiefes Vertrauen zu der Frau, die Ende dreißig war. Marianne Hading arbeitete nach Elsa Gindler, einer Berliner Pionierin auf dem Gebiet der »Körperbildung«. Bei ihr lernte ich nicht, »richtig« zu gehen, sondern, wie sie es ausdrückte, wahrzunehmen, »wo der Körper hinwill«. Sie ließ mich nachspüren, wie sich eine Bewegung mit und gegen die Schwerkraft anfühlt. So lag ich auf dem Rücken und sollte die Aufmerksamkeit auf beide Beine richten. »Wie spürst du sie, wie fühlen sich die Beine an?«, fragte Marianne. Dann winkelte ich nach ihrer Anweisung bewusst ein Bein an, stoppte, als das Knie gebeugt zur Decke zeigte. Langsam ließ ich das Bein nach unten rutschen, bis beide Beine auf dem Boden lang ausgestreckt waren. Marianne fragte: »Wie fühlen sich jetzt beide Beine im Vergleich an?« Das Bein, das ich gerade bewusst bewegt hatte, lag tatsächlich »wacher«, »flacher« auf dem Boden. Im Gegensatz zu dem anderen fühlte es sich entspannt und fünf Zentimeter länger an.

Durch die Stunden bei ihr konnte ich mich wieder mit mehr Leichtigkeit bewegen. Wie Mariannes Lehrerin, die in der ersten Hälfte des 20. Jahrhunderts noch selbst von Elsa Gindler unterrichtet worden war, experimentierten wir mit elementaren Bewegungen wie Gehen, Stehen, Liegen, Sitzen oder Lasten heben. Marianne sagte oft, »gindlern« könne ich auch bei alltäglichen Tätigkeiten wie Geschirr spülen, Putzen, Kochen usw. Dabei ging es stets darum, die Zusammenhänge von Atmung, Muskeltätigkeit und Schwerkraft achtsam wahrzunehmen und eine funktionsgemäße Bewegung zu erkunden. Oft bewegte ich mich mit zu großer Kraft, spannte unnötig Muskeln an, wo eigentlich die Schwerkraft die »Arbeit« abnehmen würde. Innerhalb weniger Monate konnte ich abermals so weit laufen, wie es im Alltag nötig war. Doch ab einer Entfernung von fünfhundert Metern wurde es schwierig.

»Ja, ja«, sagte Dr. Hammerschmidt, wenn ich ihm davon erzählte, »diese Erschöpfung, man vergisst das oft.«

Doch mehr als diese Bemerkung kam nicht über seine Lippen, als ich von ihm wissen wollte, ob ich einmal in der Lage wäre, weiter zu laufen. Wenn Dr. Hammerschmidt diesbezüglich keinen Lichtblick sah, ich jedenfalls legte mich ins Zeug, damit ich bald wieder »normal« war. Ständig versuchte ich den Entfernungsradius der Cafés zu vergrößern, in denen ich mich mit letzter Kraft auf einen Barhocker schwang, um einen Milchkaffee zu bestellen.

Marianne hatte ein anderes Ziel. Ihr war es wichtig, mein Augenmerk von der Menge der Schritte abzulenken, ich sollte mich stattdessen umorientieren und auf deren Qualität achten. Ihr Credo: »Das bringt dir gar nichts, Kilometer abzulaufen, konzentriere dich lieber darauf, wie du läufst.« Und sie setzte nach: »Lieber zehn Schritte bewusst als Hunderte von Metern ohne Bewusstsein.« Sie wollte mir damit sagen: Wenn ich wenige Schritte wohl überlegt wahrnähme, würden sich mehrere dieser Art von selbst ergeben.

Auch wenn ich nicht restlos von ihrem Bekenntnis überzeugt war, so fühlte ich doch den Unterschied, setzte einen Schritt nach dem anderen und machte mir dabei die Kräfte der Schwerkraft bewusst. Schrittweise kämpfte ich mich auf diese Weise wieder ins Leben zurück, nachdem ich in Berlin gelandet war. Ich machte ein Praktikum in einem Verlag, in dem ich anschließend ab und zu als Aushilfe arbeitete. Selbstverständlich wollte ich meine Promotion weiterführen und ging auch erneut zur Universität. Im Herbst 1996 zeigte ich eine Gliederung meiner Arbeit Professor Delaine. Er war begeistert und wollte mich gern weiter betreuen, doch inzwischen hatte ich entschieden, meinen Lebensmittelpunkt dauerhaft nach Berlin zu verlegen, zumal in der WG ein Zimmer frei wurde und ich es übernehmen konnte.

»Komm«, sagten die anderen Verlagsmitarbeiter, als die Buchmesse 1996 anstand, »wir beladen schon mal das Auto. Am besten, jeder schnappt sich ein, zwei Kisten Bücher und bringt sie nach unten.« Während alle mit zwei Buchpaketen die Treppe hinuntergingen, hielt ich nur eine Bücherkiste in den Armen und hoffte, dass niemand davon Notiz nahm. Langsam stieg ich abermals die Treppen hoch und nahm mir die nächste Kiste. Ich klemmte sie unter den Arm, mit dem anderen hielt ich mich am Geländer fest. Die folgende Runde setzte ich aus und ging auf die Toilette. Abgesehen davon, dass keiner kontrollierte, ob ich weiter mit anpackte, hätte ein einziger Satz meine Sorgen zerstreut und mich plausibel entschuldigt: »Tut mir leid, mein Rücken, ich kann leider nicht mithelfen.« Ich aber sah nur einen riesigen Schriftzug über mir: Wie in einem Comic zeigte ein Pfeil mit den Buchstaben »MS« auf mich.

Dann ging es Schlag auf Schlag. Alle zwei Monate sah ich mich mit gesundheitlichen Einbrüchen konfrontiert. Entweder konnte ich schlechter gehen, das Sehen verschwamm, oder mir war über mehrere Tage hinweg schlecht und schwindelig. Immer wieder suchte ich Dr. Hammerschmidt auf und brach in seinem Behandlungszimmer in Tränen aus. Nur stammelnd konnte ich dem Arzt von der aktuellen Situation berichten. Er sah mich besorgt an und verordnete mir am Ende einen Cortisonstoß, den ich drei Tage lang als Infusion in der Praxis verabreicht bekam. Ich war darüber froh, denn bisher dachte ich, eine solche Behandlung wäre nur im Krankenhaus möglich.

So konnte ich nach den Infusionen nach Hause fahren, zurück in meinen Alltag – und schien doch nicht so krank zu sein, wie ich aber im Grunde war. Die Hormondosis, die ich erhalten hatte, war (und ist) für den Körper wie ein geballter Adrenalinstoß. Das Medikament ist Segen und Fluch zugleich. Es wirkt sehr schnell, die Schwierigkeiten, die die Entzündung verursachen, gehen zurück. Man ist glücklich und kommt in eine albern überdrehte Stimmung. Doch das Medikament versetzt zugleich in höchste Unruhe, man ist gleichsam »stehend k.o.«. Sobald das Cortison aber nicht mehr in den Körper fließt, fühlt man sich wie ein erschlaffender Luftballon, abgeschlagen und sehr müde. Ich wurde dann jedes Mal von einer immensen Traurigkeit überwältigt, weinte endlos und konnte mich kaum beruhigen.

Inzwischen habe ich über die Jahre zahlreiche Cortisonstöße bekommen. Noch immer bin ich auf der Suche danach, wie ich am besten mit den negativen Wirkungen umgehe. Alle zunächst angenehmen Umstände einer ambulanten Cortisongabe entpuppten sich auf Dauer als trügerisch. Das größte Problem: in der Unruhe ruhig zu bleiben, es auszuhalten, es anzunehmen, dass »es ist, wie es ist« – das ist kaum zu schaffen. Noch immer könnte ich vor Verzweiflung um mich schlagen, dann fange ich haltlos zu schluchzen an, bis ich irgendwann vor Erschöpfung einschlafe.

Aushalten. Immer wieder ging es darum. Und trotzdem zu lächeln, dem Schrecklichen etwas entgegenzusetzen, um bessere Laune zu bekommen.

»Danach geht es aber bestimmt ›auffi‹.« Mit diesen Worten reagierte meine Mutter, als ich ihr von einem erneuten Krankheitseinbruch berichtete. Dabei ermutigte sie auch sich selbst. Für alle war es schwer, zuversichtlich zu bleiben. Doch wenn Mütter anrufen, wollen sie meist keine ehrliche Antwort auf ihre Frage, wie es einem geht. Sie wollen hören, dass bei dem Kind alles in Ordnung ist – oder zumindest, dass es besser geht. Auf die Nachricht, dass es erneut schlechter geworden ist, entgegnete meine Mutter einmal aufgebracht: »Wie viel Schub hast du denn noch?« (In der Wut ging ihr die Grammatik verloren.)

Mein Bruder Nick fand für meine Schübe auch keine passenden Worte. Aber das machte nichts. Ich war froh, wenn er mich in Berlin besuchte. Einmal sahen wir uns im November 1996. An einem dunklen, kalten Abend hatten wir zusammen in einem warmen Restaurant gegessen und uns angeregt unterhalten. Als wir vor das Lokal traten, endete nach drei Schritten die Heiterkeit. Augenblicklich war ich gelähmt und konnte die Beine nicht mehr vom Boden lösen, als wäre ich festgefroren. Mich packte die Angst. Da schloss mich mein Bruder in die Arme und hielt mich fest. Bis die Angst sich gelegt hatte. Um uns war es still. Schneeflocken fielen auf die Straße.

Zu den dauernden Cortisongaben in den Jahren 1997 und 1998 kam, dass ich nach den Tagen, an denen ich Interferon injizierte, fast nicht mehr das Bett verlassen konnte. Dr. Hammerschmidt war ratlos. Wie ich heute weiß, gehörte ich zu den ersten Patienten, die Antikörper auf Interferon-beta-1b entwickelt hatten und das Medikament nicht mehr vertrugen. Ich erkundigte mich daher nach einer anderen Prophylaxe. Von der DMSG erfuhr ich von einem weiteren Interferon-Medikament, das besser verträglich sei. Auch Dr. Hammerschmidt riet mir zu Interferon Ia (Avonex). Man würde es ebenfalls spritzen, allerdings nur einmal die Woche und dann in den Muskel.

»Hallo, ich bin Silvia, die Avonex-Schwester«, sagte die junge Frau in weißer Jeans, ebenso weißen Turnschuhen und mit einem rot gefärbten Stufenhaarschnitt, die eines Abends im Auftrag der Pharmafirma, die das neue Medikament herstellte, den Flur meiner neuen WG betrat. Inzwischen teilte ich mir mit Andreas und Bastian eine großzügige helle Wohnung im Ostteil Berlins. Andreas kam aus der gleichen Kleinstadt in Bayern wie ich, Bastian hatte ich in meiner ersten Bleibe in Berlin getroffen. Er war damals einer der zehn Bewohner der Groß-WG.

Zusammen gingen wir in die Küche, und Silvia legte ihre Tasche auf den Tisch. Sie zeigte Patienten, wie sie sich künftig selbst das Interferon Ia in den Oberschenkel injizieren konnten. Dazu holte Silvia, die »Avonex-Schwester«, eine Orange und eine fertige Spritze aus ihrer Tasche und legte beides auf den Küchentisch. Interferon Ia musste nicht mehr selbst auf Spritzen aufgezogen werden wie Interferon-beta-Ib, sondern war sofort einsatzbereit. »Wir machen erst eine Trockenübung«, entschied Silvia und sah mich fröhlich an. Apfelsine und Spritze sollte ich nun in die Hand nehmen, wobei die »Avonex-Schwester« erneut in ihre Tasche griff, um ihr eine zweite Frucht und eine weitere fertige Spritze zu entnehmen. Mit Schwung stach sie nun in die orangefarbene Schale. Mit einem vergleichbaren Schwung sollte ich den Inhalt der Spritze in meinen Oberschenkel injizieren. »Keine Angst, versuchen Sie es gleich einmal!« Die Schwester war wirklich ermutigend.

Also: Stelle auswählen, desinfizieren, Spritze in die Hand nehmen, Oberschenkel locker lassen und … »Halt, so geht's nicht«, rief Silvia. »Einen Moment … bitte Oberschenkel entspannen, und dann noch mal!« Jetzt stach ich mit dem richtigen Schwung in den Oberschenkel. Über den eigenen Mut erstaunt, sah ich zur Schwester. »Sehr gut!«, lobte sie. »Nun langsam einspritzen.« Sie lächelte. Zuversichtlich zog ich die Spritze heraus, nachdem ich ihre Anordnung befolgt hatte. Geschafft.

Wöchentlich wiederholte ich die Aktion. Jedes Mal kostete es mich Überwindung, weil ich häufig abbrechen und den Schenkel »überreden« musste, sich zu entspannen. Und die Nebenwirkungen waren auch bei diesem Mittel nicht ohne. Kaum konnte ich nach dem Spritzen irgendwelche Treppenstufen bewältigen. Wie sich herausstellte, hatte ich erneut »grippeähnliche Symptome«. Jedes Mal, nachdem ich Avonex gespritzt hatte, fühlte ich mich zwei Tage sehr schlapp und schleppte mich mühsam durch den Tag. So war ich über Monate kaum dazu in der Lage, meine Forschungen weiterzuverfolgen. Zwar besuchte ich Vorlesungen und Seminare an der Uni und verbrachte einige Tage in der Staatsbibliothek, wurde aber immer wieder aus dem Alltag gerissen.

»Du bist krank, geh endlich ins Krankenhaus.« Nadia konnte nicht mehr länger mit ansehen, wie ich regelmäßig zusammenbrach. Sie redete mir gut zu: »In der Klinik können sie dich besser behandeln als ambulant. Es geht dir ständig schlechter, so kann es nicht weitergehen.« Sie hatte recht. Während sie inzwischen wieder allein wohnte und längst ungeschient durch Berlin rannte, konnte ich mich kaum auf den Beinen halten und nur mit Mühe geradeaus gehen. Ich stimmte ihr zu, sagte: »Okay, dann ab ins Krankenhaus.«

Nadia holte mich morgens ab. Zusammen fuhren wir im Oktober 1998 in die Klinik für Anthroposophische Medizin am Berliner Stadtrand. In mehreren Telefonaten mit der DMSG war der Name der Klinik gefallen. Hier arbeitete Professor Neuwied, einer der ärztlichen Berater der MS-Gesellschaft. Die Klinik lag umgeben von einem Park direkt an der Havel. Als wir ankamen, fühlte ich mich augenblicklich geborgen. Dies lag daran, dass mich die Flure in dem Gebäude an die Krankenhäuser der Sechzigerjahre erinnerten. Und damit an meine Kindheit, wenn meine Mutter und ich nach dem Kindergarten meinen Vater in der Klinik besuchten. Er saß in seinem Behandlungszimmer im vierten Stock, rauchte, und das Fenster hinter seinem Schreibtisch eröffnete den Blick auf den Stadtpark. Oft stand ich mit meiner Mutter unten im Park und rief zu ihm hoch: »Papa!« Im weißen Mantel erschien er im Fenster und winkte mir zu.

»Folgen Sie mir!« Dazu forderte mich Professor Neuwied, der Chefarzt der anthroposophischen Klinik, drei Tage nach meiner Ankunft auf. Bis dahin hatte ich die üblichen täglichen Cortisoninfusionen erhalten, auch eine neue MRT-Aufnahme meines Kopfes war gemacht worden. Professor Neuwied trug eine Hornbrille und sein blondes Haar halblang. Unter dem offenen weißen Mantel wurde eine dunkle Hose sichtbar, ein hellblaues Hemd und eine dunkelblaue Krawatte – alles lässig-elegant, offensichtlich aus gutem Stoff. Dennoch wirkte der Anfang Fünfzigjährige unkonventionell. Freundlich lächelnd wartete er in der Tür meines Krankenzimmers und winkte mir zu. Ich hatte Vertrauen zu ihm. Durch eine Zusatzversicherung, die mein Vater vor langer Zeit für die ganze Familie abgeschlossen hatte, hatte ich das Privileg, im Krankenhaus Privatpatientin zu sein. Bei diesem Aufenthalt war mir dies eine große Hilfe.

In dem Behandlungsraum, in den er mich führte, standen ein Schreibtisch, Stühle sowie eine Untersuchungsliege. An einer Wand leuchtete der mir bekannte Kasten aus Milchglas. Aufnahmen meines Kopfes hingen dort.

»Hier sind wir ungestört«, sagte der Professor und deutete auf einen der Stühle. »Nehmen Sie Platz und erzählen Sie, was Sie hierhergeführt hat.«

Ich skizzierte meinen bisherigen Krankheitsverlauf und die verschiedenen Medikamente, die ich zur Prophylaxe eingenommen hatte. Bei den Ausführungen standen mir wieder und wieder Tränen in den Augen, zum Schluss sagte ich: »Ich weiß nicht mehr weiter. Gibt es noch etwas, was ich tun kann?«

Beruhigend sah mich der Arzt an. »Frau Unger, man kann immer etwas tun.« Der Ton seiner Stimme ließ meine Tränen ersticken – er hatte etwas Bestimmtes an sich.

Zunächst erkundigte sich der Mediziner nach meinen Lebensumständen. Ihm glaubte ich das Interesse an meinem Studium. »Ich habe gesehen, Sie waren in Paris?« Mit dieser Frage war endgültig das Eis gebrochen. Er hatte den Arztbericht aus Frankreich gelesen. Auch er habe, aber »vor langer Zeit«, wie er lächelnd präzisierte, einige Monate in Paris gelebt.

Auf meine erneute Frage, was ich denn tun könne, um der MS Einhalt zu gebieten, bremste er meinen Eifer.

»Nun sind Sie erst einmal hier und lassen das Cortison wirken.« Er führte mir vor Augen, wie wichtig es sei, sich Ruhe zu gönnen. Denn nur so könne das Medikament seine ganz Wirkung entfalten. »Und danach bekommen Sie Physiotherapie, Sie sollen sich hier erst einmal auskurieren.« Dann sagte er etwas, wobei ich mich ertappt fühlte: »Sie wollen wahrscheinlich immer drei Dinge auf einmal machen – und dabei denken Sie schon an die nächsten beiden Sachen.« Ungläubig sah ich ihn an. Woher konnte er das wissen? Alles, was er eben ausgeführt hatte, schien direkt aus meinem Inneren zu stammen.

Professor Neuwied lächelte und sagte, das sei oft so bei Patienten mit MS.

Ich seufzte.

Er wiederholte: »Es wäre gut, weniger zu tun und zu wollen.« Danach sagte er etwas, was ich seither immer mit seiner Stimme höre: »Ein Drittel genügt, Frau Unger.«

12. Kapitel

Auf einmal war ich behindert

Berlin, 1999

Eine andere Prophylaxe wurde notwendig. Nach einigem Nachdenken kam Professor Neuwied zu dem Schluss: »Ich rate Ihnen von weiteren Experimenten mit Interferon ab, darin schließe ich auch das Avonex ein. Sie reagieren auf diese Substanzen zu stark.«

»Und was soll ich dann nehmen?«, fragte ich verwirrt.

»Inzwischen gibt es zwar eine Variante von Interferon, die unter dem Markennamen Rebif zugelassen ist, aber ich zweifle daran, dass Sie darauf weniger heftig reagieren als auf die beiden bisherigen Interferonvarianten.« Er sprach mir damit aus der Seele. In den letzten Monaten hatte ich eine solche Abneigung gegen Interferon entwickelt, dass ich dankbar für seinen Vorschlag war.

In den drei Wochen, die ich im Gemeinschaftskrankenhaus Havelhöhe zubrachte, führten Professor Neuwied und ich intensive Gespräche über MS, wie sie sich äußert, welche Mittel dagegen wirken, welche nicht und was der Grund dafür sein könnte. Noch nie war mir ein Mediziner begegnet, der mir so ausführlich die Mechanismen dieser Krankheit erläuterte. Bei medizinischen Themen versuchte er verständlich zu bleiben, erkundigte sich auch eingehend, was mein Wissensstand sei. In den Erläuterungen war er sachlich-neutral, doch nicht ohne

Empathie. Er schien die Bedrohung zu verstehen, die ich mit der Diagnose Multiple Sklerose verband. Tröstend war: Der Rollstuhl war in seinen Augen nicht zwangsläufig das Resultat der Krankheit. »Nein, Frau Unger«, sagte er eindringlich, »zu dieser Annahme besteht überhaupt kein Anlass ... Wir werden alles tun, damit das nicht passiert. Denken Sie daran: Man kann immer etwas tun.« Außerdem betonte er, dass bei einer guten Behandlung eine Vielzahl von Akteuren an einem Strang ziehen müsse, mindestens drei: der Facharzt für die medizinische Betreuung, Therapeuten, die die körperlichen und seelischen Symptome lindern, und nicht zuletzt der Patient selbst, also ich. Zu meiner Rolle konstatierte er: »Sie sind die Expertin.«

Nach seiner Anordnung sollte ich einmal im Monat intervenös Immunglobuline (Octagam) erhalten, Antikörper, die aus gespendetem Blutplasma gewonnen werden. Sie stellen bei schlechter Verträglichkeit der Basistherapien (in meinem Fall Interferon) eine Alternativtherapie dar. Unter der Behandlung mit ihnen reduzierte sich Studien zufolge die Schubrate deutlich (jährlich um rund zwei Drittel).

Die erste Dosis Immunglobuline wurde mir noch im Krankenhaus verabreicht. Ich vertrug sie ohne Probleme. Mehr noch: Nach den drei Stunden, die ich ruhig dalag, bis die Infusion durchlief, fühlte ich mich sogar sehr gut. Dieses Mal, dachte ich, erhalte ich das Mittel, das zu mir passt. Die gespendeten Antikörper werden mir bestimmt helfen. Sie werden verhindern, dass sich die Krankheitsmechanismen weniger aggressiv auswirken. Mir selbst gefiel die Vorstellung sehr, monatlich Antikörper zu erhalten, die mein Immunsystem unterstützten und dessen autoimmune, also schädigende Wirkweisen unterdrückten.

»Die Krankheit kann auch einschlafen«, bemerkte Professor Neuwied wieder und wieder.

Äußerst zuversichtlich und motiviert kehrte ich im Oktober 1998 nach drei Wochen in der Klinik in die WG zurück. Alle vier Wochen sollte ich nun als neue Prophylaxe weiterhin Immunglobuline ambulant in der Praxis Dr. Hammerschmidt verabreicht bekommen.

Doch je mehr ich mich mit den anderen, den Gesunden, verglich, umso verzweifelter wurde ich. Ich hielt es nicht aus, nicht so viel zu können wie etwa meine Mitstudenten. Wie sollte ich jemals meine Doktorarbeit beenden, wenn ich alle paar Monate mehrere Wochen unfähig war, an ihr weiterzuarbeiten? Nie, so fürchtete ich, würde ich die Promotion abschließen können. Mehrmals war ich drauf und dran, dieses Unterfangen einzustellen. Bis ich fertig bin, überlegte ich, werde ich alt und grau sein. Aber nicht nur das: Bis zum Einstieg ins Berufsleben würde ich nicht nur älter sein als die anderen, sondern auch hoffnungslos überqualifiziert. Genau wie meine Eltern es mir mehrmals zu verstehen gegeben hatten. Ich kam um die Erkenntnis nicht herum: Ich war chronisch krank.

Hatte ich nicht mehr die Energie, meine täglichen Spaziergänge mit einem Besuch im Café zu krönen, lag ich auf meinem Bett und beobachtete die weißen Wolkenfetzen, die an meinem Fenster vorbeizogen. »Du bist jetzt behindert«, sagte ich zu mir. Einmal hatte diese Worte Kalle ausgesprochen, als wir nach meinen ersten Gehschwierigkeiten untergehakt durch Köln schlenderten. Damals verletzte mich seine nüchterne Feststellung. Aber er hatte recht. Inzwischen fiel mir das Laufen sogar immer schwerer.

Ein Behindertenausweis, so dachte ich während einer Wolkenbetrachtung, würde mir die Möglichkeit geben, einen Parkausweis zu beantragen. So hätte ich weniger Stress, wenn ich mit meinem Auto unterwegs war. Zwar hatte ich meistens Glück und konnte den kleinen Corsa etwas unvorschriftsmäßig abstellen und dorthin laufen, wo ich hinwollte. Aber ein Parkausweis wäre bei der Parkplatzsuche äußerst hilfreich. Als ich mit Dr. Hammerschmidt über die vermehrten Schwierigkeiten beim Laufen sprach und davon, dass es doch sinnvoll sei, einen Behindertenausweis zu beantragen, riet er mir ab: »Bloß nicht, so finden Sie nie einen Job.« Er bestätigte meine Befürchtungen, anstatt mit mir die Vor- und Nachteile eines solchen Ausweises eingehend zu besprechen. Kleinlaut verabschiedete ich mich von meinem Vorhaben und fuhr niedergeschlagen nach Hause.

Heute weiß ich, dass der Besitz eines Behindertenausweises keineswegs einen Nachteil auf dem Arbeitsmarkt bedeutet. Ich bin schließlich mehr als meine Behinderung … Doch bis ich akzeptierte, dass diese nur eine Eigenschaft unter vielen darstellt, dauerte es weitere Jahre. Viele Hürden mussten genommen werden. Schließlich war es Professor Neuwied, der mich bei der Beantragung eines Behindertenausweises unterstützte.

Eine naheliegende Lösung für die Gehbehinderung wurde ebenfalls in den Wind geschlagen – diesmal aber von mir. Kategorisch weigerte ich mich weiterhin, einen Rollstuhl zu benutzen. Die Vorstellung, in einem solchen Gefährt zu sitzen – nein, das bedeutete für mich das Ende meiner Unabhängigkeit. Keineswegs wollte ich so schwer behindert sein … und behinderte mich selbst. Lieber zog ich es vor, mich mühsam fortzubewegen und vieles nicht mehr zu unternehmen, als mich in dieses Ding mit den vier Rädern zu platzieren. Das hatte Konsequenzen. Der Radius, in dem ich mich bewegte, wurde enger und enger. Ich gewöhnte mich daran, mich viel auszuruhen. Was auch hieß: Ich arrangierte mich mit einem Leben im Mikrokosmos – und trauerte um die verlorene Gehfähigkeit. Wie hatte ich es geliebt, mich durch die Straßen treiben zu lassen. Wie gern war ich Treppen hinuntergesprungen. Wie herrlich war es, Luft und Wind zu spüren, die mir auf dem Fahrrad ins Gesicht bliesen.

Reisen konnte ich schließlich keine mehr unternehmen. Dann reise ich eben im Kopf, sagte ich mir. Ich reagierte trotzig auf meine Bewegungseinschränkung. Schließlich studierte ich ja Literaturwissenschaft, und es gab vieles, was ich seit Langem lesen wollte. In Büchern konnte ich reisen, wohin ich wollte. Wenn es aus körperlichen Gründen nicht mehr möglich war, zu den Orten meiner Sehnsucht zu fahren, dann eben in Romanen. In den nächsten Jahren reiste ich auf diese Weise ins Paris vergangener Jahrhunderte. Wer hat schon die Zeit, sich mehrbändigen Klassikern zu widmen?

In einem unregelmäßigen Rhythmus setzte ich auch meine Recherchen zur Doktorarbeit fort. An guten Tagen ging ich in die Staatsbibliothek, suchte in Berlin einen neuen Professor, der den Fortgang der Arbeit betreute, und nahm alle zwei Wochen an seinem Doktorandenseminar teil.

Dort traf ich dann auch auf Paula. An den in U-Form angeordneten Tischen saßen hauptsächlich langhaarige blonde Mädchen. Typisch deutsche Romanistinnen, kommentierte ich im Stillen. Mir gegenüber entdeckte ich allerdings eine Studentin, die anders aussah. Sie war schmächtig, dunkelhaarig, hatte glattes schwarzes Haar, das ihr auf die Schultern fiel. Sie trug nichts Besonderes, eine helle Bluse, darüber einen dunkelblauen Pulli. Neugierig sah sie mich an und folgte aufmerksam den Worten, mit denen ich mich und mein Forschungsvorhaben vorstellte. Ein paar Tage später traf ich sie in der Staatsbibliothek wieder. Der große Lesesaal war fast vollständig besetzt.

»Hallo!«, begrüßte mich Paula. In der Mittagspause gingen wir in die Cafeteria.

Wenige Wochen nach dieser Begegnung ging es mir abermals schlechter. Schwindelanfälle hatten erneut eine Cortisonbehandlung nötig gemacht. Paula rief besorgt an, warum ich nicht im Seminar erschienen sei. Am Telefon sprach ich vage von Unwohlsein und davon, dass mir ständig schlecht sei. Am nächsten Tag klingelte es. Vor der Tür stand Paula. In ihren Händen trug sie eine Schüssel mit Suppe. Trotz allem müsse ich etwas essen, sagte sie. Gemüsesuppe mit Tortellini sei genau das Richtige, wenn der Kreislauf verrückt spielte. Ich bat sie herein. Tränen liefen mir still übers Gesicht, als ich ihr von der Krankheit berichtete. Endlich. »Ich wusste, du hast ein Geheimnis«, antwortete Paula schlicht.

1999 begann wie 1998. Alle sechs bis acht Wochen konnte ich kaum die Treppe hinunterlaufen und kam verweint beim Arzt an. Er konnte mich nicht trösten, einzig Cortison linderte die Beschwerden. Schließlich traf ich eine Entscheidung: Für die Infusionen suchte ich nicht mehr Dr. Hammerschmidt auf, sondern fuhr in die Anthroposophische Klinik am Klawdower Damm, wo man mir auch die Immunglobuline verabreichte. Das Krankenhaus strahlte eine Ruhe aus, die gut für mich war. Was aber nichts daran änderte, dass die Krankheit voranschritt. Verstärkt hatte ich gesundheitliche Einbrüche, meist konnte ich mich deutlich schlechter als tags zuvor auf den Beinen halten.

Professor Neuwied erläuterte, dass ich (meistens) keinen Schub hätte, sondern allein eine Zustandsverschlechterung. Eine solche hatte wohl auch mein Vater vermutet, als ich in Paris im Februar 1995 nicht mehr gut sehen konnte und ihn höchst alarmiert angerufen hatte. »Aber was ist denn der Unterschied zwischen einer Zustandsverschlechterung und einem Schub?«, fragte ich, als ich erneut im Krankenhaus behandelt wurde.

»Als Schub bezeichnet man ein Ereignis, bei dem ein neues neurologisches Symptom auftritt«, erklärte der Mediziner. »Meldet sich dagegen ein bekanntes Symptom erneut, spricht man von einer Verschlechterung.«

Was es für mich als Patientin – in höchster Panik, weil ich schon wieder schlechter laufen konnte – schwierig machte, beides voneinander zu trennen und einen kühlen Kopf zu bewahren, war die Tatsache, dass die jeweiligen Varianten mit ein und demselben Medikament behandelt wurden. Ich war nur vollkommen niedergeschlagen, doch Professor Neuwied stand an meinem Bett, die Hände hinter dem Rücken gekreuzt, und sagte: »Es ist alles tipptopp.« Wie kann das sein?, dachte ich. Warum geht es mir dann so schlecht? »Was Ihnen jetzt zu schaffen macht und Sie beunruhigt«, antwortete der Arzt auf meine unausgesprochene Frage, »sind Narbenschmerzen. Sie haben bestimmt davon gehört – manche Menschen spüren anhand ihrer Narben, wenn das Wetter umschlägt, ähnlich ist es bei Ihnen. Wir geben Ihnen Cortison, drei Tage lang, denn Cortison wirkt glättend auf die Narben.«

Lange war er dagegen, meine MS mit dem Zytostatikum Mitoxantron zu behandeln. Der Grund: Die Nebenwirkungen könnten zu massiv sein, zumal ich zu sensibel auf Medikamente reagieren würde. Doch irgendwann war es so weit, mein Zustand verschlechterte sich zunehmend, und nun riet er mir doch eindringlich zu diesem Mittel. »Mit Mitoxantron gibt es tolle Ergebnisse«, sagte der Professor. »Sie wollen ja Ihre Gehfähigkeit erhalten.«

Zweifelnd sah ich ihn an.

»Frau Unger, die Patienten vertragen es gut, und ich kenne

welche, die nach ein paar Zyklen wieder frei herumlaufen.« Professor Neuwied war überzeugt, und nur zu gern wollte ich ihm glauben. Aber ich wusste auch, dass er mir davon abgeraten hatte. Aber da war es mir noch besser ergangen.

Also begann ich ab 2001 mit diesem Mittel aus der Krebstherapie. Ich gehörte zu den Patienten – wie sollte es nach den Vorerfahrungen auch anders sein –, denen die Substanz nicht gut bekam. In der ersten Woche nach der Infusion war ich sehr erschöpft, fühlte mich hilflos, hatte ein weiches Gefühl in den Knien. Erst nach zwei Wochen ging es mir besser, ich war sogar stabiler als vor der Behandlung.

Dennoch: Insgesamt wurde ich über die Jahre immer unsicherer. Wenn ich mich schwach fühlte, verwendete ich ab 2001 die Gehhilfe, die Nadia nach ihrem Motorradunfall benutzt hatte. Als ich damit zur Uni ging, ermutigte mich eine Mitstudentin: »Sehr gut – so ein Stock ist zugleich Hilfe und Zeichen.« Ganz ehrlich, ich hätte auf dieses Zeichen pfeifen können. »Warum laufen wir so langsam?«, fragte eine andere auf dem gemeinsamen Weg zur U-Bahn. »Schwierige Frage«, sagte ich. Ich konnte mir ja nicht einmal selbst einen Reim auf das alles machen. Auch war es für mich weiterhin undenkbar, die Ursache für meine Gehschwäche auszusprechen. Mögliche Erklärungen wie »Bandscheibe« oder »Rücken« kamen mir aber ebenso wenig über die Lippen.

Paula passte sich automatisch meinem Tempo an. Als wir an unseren Doktorarbeiten schrieben, unterbrach ich das einsame Schreiben oft, um mit ihr und ihrem Mann Bernhard mittagzuessen. Klingelte ich an ihrer Haustür, holte sie mich unten ab, und wir gingen zusammen die Treppenstufen in den zweiten Stock hinauf, in dem ihre Wohnung lag. »Das ist doch normal, wir tun so etwas«, erwiderte Paula, wenn ich ihr für die

Fürsorge dankte. Mit »wir« meinte sie »wir Italiener« – Paula lebte aber schon seit zehn Jahren in Deutschland.

Um das Jahr 2002 gab ich mir einen Ruck. Es musste vorwärtsgehen. Ich wollte forschen und benötigte Literatur, wollte an Kongressen teilnehmen. Also musste ich meine Gehschwäche austricksen. Wenn ich nicht zu den Büchern gelangen konnte, dann mussten die Bücher eben zu mir kommen. Und so machte ich eine bahnbrechende Entdeckung: die Fahrradboten.

»Wie? Da ist 'ne Bibliothek?«, fragte der erste Bote. Und der zweite sorgte sich, dass er das Fach mit den von mir vorbestellten Büchern nicht finden könnte. Der dritte war durchtrainiert und gut aussehend. Als ich mit meiner komplizierten Beschreibung anzusetzen begann, winkte er lässig ab. »Zur Stabi? Klar, kenne ich.« Ohne weitere Nachfragen machte er sich auf den Weg. Als er mit den Büchern zurückkehrte, bemerkte er: »Oh … alles Französisch.« Es klang, als sei er enttäuscht, dass er die Bücher nicht lesen konnte. Tilman wurde »mein« Fahrradbote. Mit verschwitztem blondem Strubbelhaar überreichte er mir die bestellen Bücher, dabei ließ er es sich nicht nehmen, mich über die Autoren auszufragen (»Jean Genet? War der nicht schwul und im Gefängnis?«), mir zahlreiche Empfehlungen zu geben oder mir ab und zu ein Buch mitzubringen, wenn er gerade selbst in der Bibliothek war. Ja! Er sah nicht nur gut aus, er las ebenso gern wie ich und studierte Philosophie, wenn er nicht gerade als Fahrradkurier unterwegs war. Jedes Mal, wenn er aufkreuzte, hoffte ich, dass er es nicht eilig hatte.

Nach und nach lernte ich Strategien zu entwickeln, wie ich Dinge unternehmen konnte, die mir wichtig waren – wenn auch nicht ohne Schwierigkeiten. Mehr und mehr fiel es mir leichter, Freunde direkt zu fragen, ob sie mich unterstützen könnten. Oft kommen andere gar nicht auf den Gedanken, ihre Hilfe anzubieten, sind aber sofort dabei, wenn sie genau wissen, was sie tun können. Dennoch ist es für mich immer noch schwierig, meine Bitten auszusprechen, wenn ich Unterstützung am nötigsten habe. Dann, wenn sich die Krankheit erneut meldet und mein körperlicher Zustand sich verschlechtert. In solchen Situationen verschließe ich mich weiterhin vor der Realität. Ich weigere mich hinzusehen, obwohl ich es nach all den Jahren inzwischen besser wissen müsste.

13. Kapitel

»Der Rollstuhl ist ein Transportmittel und kein Sitzmöbel«

Berlin, seit 2000

Irgendwann war es so weit, war ich so weit – für den Rollstuhl. Wenn ich längere Zeit draußen sein, mit meinen Freunden etwas unternehmen wollte – Grillabende im Park, Waldspaziergänge –, durfte ich mich nicht länger gegen dieses Gefährt sträuben. Der Corsa bot eine gewisse Flexibilität. Aber wollte ich mich immer nur im Auto fortbewegen?

Als ich das nächste Mal Professor Neuwied sah, sagte ich: »Können Sie mir einen Rollstuhl verschreiben?« Der Satz war nicht leicht über meine Lippen gekommen, meine Stimme zitterte. Aber es wurde Zeit. Abermals hatte sich mein linkes Bein versteift, und ich vermochte es kaum vom Boden zu heben.

»Wenn Sie diesen Schritt wagen, dürfen Sie jetzt nicht denken, dass Sie da nicht wieder rauskommen.« Es schien, als hätte der Arzt meine Gedanken gelesen.

Und Marianne, meine Physiotherapeutin, schärfte mir ein, als ich ihr von diesem Schritt erzählte: »Der Rollstuhl ist ein Transportmittel und kein Sitzmöbel.«

»Keine Sorge«, erwiderte ich. »Länger als nötig will ich nicht darin bleiben, das habe ich jedenfalls nicht vor.«

Nachdem die Krankenkasse den Rollstuhl genehmigt hatte, suchten mich zwei Angestellte eines Sanitätshauses Ende 1999 zu Hause auf. Sie erklärten mir die einzelnen Modelle, nahmen Maß, notierten Hüftbreite, Schenkel- und Rückenlänge. In einem fort lobten sie den Rollstuhl, der für mich als sinnvoll erachtet wurde, ein sogenannter Aktivrollstuhl. Sie lösten damit nur Widerwillen in mir aus. Wie kann ein Rollstuhl aktiv sein?, überlegte ich. Schlagartig hasste ich dieses Aktivgefährt.

Der gewissermaßen »maßgeschneiderte« Rollstuhl wurde anfangs hauptsächlich im Kofferraum verstaut. Ich wollte ihn nur passiv benutzen. Aktiv sein, das war für mich gleichbedeutend mit: selbst laufen. Als ich mich das erste Mal in ihn hineinsetzte, wäre ich am liebsten wieder ausgestiegen. Unruhig rutschte ich auf dem Sitz umher, sah hektisch nach links und rechts. Ich dachte: Wenn mich ein Bekannter sieht und anspricht, was denn passiert sei … Ich fühlte mich bloßgestellt. Im Café angekommen, stieg ich sofort aus dem »Transportmittel« aus und nahm auf einem Stuhl Platz.

Als 2001 die Tage heller wurden, wollte auch ich nicht länger aus dem Fenster zusehen, wie die Stadt sich nach den langen, grau-dunklen Monaten änderte. Sobald die Sonne wärmt, ist ganz Berlin auf den Beinen, die Häuser bleiben leer zurück. Mit offenen Gesichtern und federnden Schritten wird dann unter den blätterlosen Bäumen flaniert. Ich wurde ganz unruhig, als ich länger das Treiben auf der Straße beobachtete. Unverzüglich telefonierte mit Nadia, und wir verabredeten, am nächsten Tag zusammen in den Park zu gehen – na ja, Nadia ging, und ich saß im Rollstuhl!

Der Himmel strahlte, kein Wölkchen war an diesem Sonntag zu sehen, alles sah frisch und glänzend aus. Nadia holte mich mittags ab. Sie fuhr uns mit dem Corsa in den großen

Park in Treptow. Einmal war ich schon dort gewesen: weite Wege, bombastische Ansichten.

Nadia parkte. Dann hob sie den Rollstuhl aus dem Kofferraum und kam damit auf mich zu.

»Madame … voilà …« Meine Freundin sah mich gut gelaunt an, kurz darauf schob sie mich durch die Eingangsallee.

Zuerst versuchte ich mich, so gut es ging, zu verstecken. Das alte Spiel. Ich tat so, als gehörte er nicht zu mir, als würde ich nur vorübergehend in ihm sitzen, eigentlich nur zufällig. Ich fühlte Scham, dass ich nicht so gehen konnte wie die anderen, doch schließlich obsiegte die Freude: Die Luft war mild, es war hell, die Sonne beschien die blassen Körper – und ich befand mich mittendrin im sonntäglichen Treiben.

»Tine?« Meine Freundin ging um den Wagen. »Wie lange bist du nicht mehr hier gewesen?«

»Ich will gar nicht daran denken«, seufzte ich. »Es ist viel zu lange her.«

Nadia schob mich weiter in Richtung des Sowjetischen Ehrenmahnmals. Nach einer Weile hörte ich jemand »Hallo!« sagen. Ich schaute hoch, da war aber niemand. Noch einmal: »Hallo!« Nun sah ich ihn – ein Mann in T-Shirt und Jeans, mit langen dunklen Haaren, der mir freundlich zunickte. Auf Augenhöhe. Während er vorbeirollte, hob er die Hand zum Gruß. Seit diesem Ausflug erinnert mich Rollstuhlfahren an meine ersten Fahrten auf dem Motorroller mit sechzehn. Ich hatte gerade den 1b gemacht, den kleinen Motorradführerschein. Die Tatsache, endlich selbstständig von einem Ort zum anderen zu gelangen, ist ein bedeutendes Ereignis für Heranwachsende auf dem Land, fast eine so wichtige Zäsur wie der Schritt vom Kind zum Jugendlichen. Über Landstraßen rollte ich in die umliegenden Dörfer, besuchte Freunde und traf mich abends mit ihnen in Jugendzentren. Lässig hob ich die Hand vom Lenker, sobald ich einem ähnlich motorisierten »Kollegen« begegnete.

Wir näherten uns nun der großen Freifläche, auf der das gigantische Mahnmal für die im Zweiten Weltkrieg gefallenen sowjetischen Soldaten 1949 errichtet worden war. Ich zog die Bremse, lehnte mich im Stuhl zurück und blickte auf die Parkbesucher, die die Treppe unterhalb der Figurengruppe – ein Mann und ein Kind mit einem zerschlagenen Hakenkreuz – emporstiegen. Tief atmete ich durch.

Nach drei Stunden fuhren wir wieder zurück. Als ich aus dem Wagen stieg, fuhr mir der Wind über den Kopf, wehte Haare ins Gesicht. Ich fühlte die belebende Luft auf den Wangen.

Am Abend erzählte ich Grit begeistert von meinem ersten Ausflug: »Siehste, war doch gar nicht so schlimm, oder ist dir der Rollstuhl immer noch so sehr verhasst?«

Nach und nach gewöhnte ich mich daran, größere Strecken »zu Fuß« zurückzulegen, wie ich jetzt meine Rollstuhltouren nannte (ich fuhr ja nicht im Auto). Zwar war für mich die neue Mobilität noch ungewohnt, aber nach und nach begeisterte sie mich. So konnte ich wie alle anderen Dinge tun, die mir am Herzen lagen. Allerdings fuhr ich nicht allein, auch setzte ich mich nicht ohne Begleitung in den Stuhl. Zugegeben, ein bisschen mehr Organisation als andere benötigte ich zwar, aber am Ende war das die geringste Beeinträchtigung. Bei Fahrten im Zug stieg ich mit Gehstützen in das Abteil mit den vorgebuchten Plätzen, ein Freund oder eine Freundin hob hinterher den Rollstuhl ins Abteil.

Auf einem Forschungskongress 2003 in Kassel wollte ich einen Vortrag über Jean Genet halten. Bestens hatte ich mich für dieses Ereignis vorbereitet. Ich hatte Christoph gefragt – er lebte inzwischen wieder in Deutschland, jetzt verheiratet mit Maria –, ob er mich zu dem Kongress begleiten und mir bei Schwierigkeiten helfen könnte. Er sagte sofort zu.

Eigentlich hätte alles glatt laufen können. Aber unser Zug verspätete sich, und als wir endlich auf dem Kongress ankamen, war der Eröffnungsvortrag bereits durch die weit geöffneten Flügeltüren bis in den Eingangsbereich zu hören. Mist, zu spät, dachte ich beschämt, jetzt nur nicht auffallen. Christoph hastete die Stufen zur Anmeldung hinauf, die sich auf der Empore eine halbe Treppe über dem Eingang befand. Während ich unten auf ihn wartete, tauchte unvermittelt in meinem Rücken ein Mann auf und schob mich Richtung Vortragshalle. Er sah aus wie ein Professor, und ich nahm an, dass er mir nur helfen wollte, obwohl er es selbst eilig hatte. »Nein danke«, protestierte ich, »ich warte auf meine Begleitung. Halt, bitte – so halten Sie doch an!« Doch im Eifer des Schiebens verstand der Mann nicht, was ich sagte. So kamen wir an die Tür zum Tagungssaal, der im Dunkeln lag. In der Hektik hatten weder der Professor noch ich die Stufe gesehen, die in den Saal führte. Er schob mit Schwung – und kippte mich aus meinem Rollstuhl, als wäre dieser eine zu entladende Schubkarre und ich die Ladung. Mit Gepolter landete ich auf den Händen. Der ganze Saal blickte sich um. Der Redner am Pult machte eine überraschte Atempause, die sich quälend lang hinzog. Einige Zuhörer sprangen auf und hoben mich zurück in den Stuhl. Das war nicht gerade der unauffällige Auftritt gewesen, den ich mir erhofft hatte. Mein Lieblingsring kullerte ins Dunkel – ich hörte in der immer noch anhaltenden Stille, wie er sich unter den Stuhlreihen entfernte. Der Professor war nirgends zu entdecken, nur Christoph stand erschrocken in der Tür.

Ich seufzte und machte zwei mentale Notizen:
1. In Zukunft noch einen Zug früher nehmen.
2. Den Rollstuhl nur mit gezogener Bremse parken.

Zu meinem Erstaunen stellte ich fest: Menschen im Rollstuhl wirken nicht unbedingt bemitleidenswert. In München, auf der Maximilianstraße, begegnete mir einmal eine Rollstuhlfahrerin im dunklen Anzug, eine Aktenmappe auf den Knien – eine Businessfrau wie so viele. Und den langhaarigen jungen Mann, der mich im Park begrüßt hatte, sollte ich noch öfter treffen. Wahrscheinlich war ich ihm auch vorher schon mehrmals begegnet, aber da hatte ich noch meine Scheuklappen aufgesetzt gehabt: Sah ich einen anderen Rollstuhlfahrer, blickte ich zur Seite. Nichts wollte ich mit ihnen zu tun haben, nein, ich war ja keine von ihnen.

Der Mann, der »Hallo« zu mir gesagt hatte, war mir sympathisch. Und plötzlich wurde ich mit Fragen konfrontiert, die ich bislang ebenfalls ignoriert hatte. Könnte ich jemanden im Rollstuhl begehren? Würde mich jemand im Rollstuhl attraktiv finden? Ich glaubte schon vor der MS nicht daran, konnte mir nicht vorstellen, jemanden über längere Zeit an meiner Seite zu haben. Bis zur Diagnose MS hatte ich mich nie gesorgt, genügend Männer kennenzulernen und auch welchen zu begegnen, die mir gefielen und die mich mochten. Es geschah von selbst, und mein Leben kreiste nie um die Suche nach dem einen Mann, nach der einen großen Liebe. Aber jetzt? Jetzt hatte sich etwas in mir geändert. Doch wer wollte mit jemandem zusammen sein, der krank ist? Ich jedenfalls konnte es mir für mich nicht vorstellen. Dabei hätte ich eigentlich nur an meine – schließlich abgeschlossene – Doktorarbeit über den französischen Autor denken müssen, der ich den Titel *Das Lied der*

Liebe bei Jean Genet gegeben hatte. Doch ich zweifelte, ob die »Liebenswertigkeit des Makels«, wie ich sie in Genets Romanen nachwies, auch in der Realität Bestand hatte.

Dann sah ich Pedro Almodòvars *Live Flesh.* Auch hier entsprach David, einer der Filmhelden des spanischen Regisseurs, der seit einer Schussverletzung querschnittgelähmt im Rollstuhl saß, nicht dem gängigen Klischee – keineswegs war er hilflos. Mir stockte eher der Atem angesichts seiner Männlichkeit. »Der ist einfach Sex«, meinte Grit und traf damit ins Schwarze.

Letztlich wurde mir das Sitzen im Rollstuhl aber erst mit meinem ersten Job selbstverständlich. Die Arbeit gab mir Halt, und es war leichter, mich zu »outen«. Stolz erzählte ich allen von meinem Glück, triumphierte, dass ausgerechnet ich – frisch promoviert und schon nach wenigen Anläufen – eine Stelle gefunden hatte. Hier war die Behinderung sogar Einstellungsvoraussetzung. Gesucht wurde nämlich an der Universität Dortmund eine wissenschaftliche Mitarbeiterin für ein Projekt, das die berufliche Existenzgründung behinderter Menschen zum Thema hatte. Jahrelang hatte ich mir nicht vorstellen können, mit der Gehbehinderung eine Zukunftsperspektive zu haben, und nun war gerade die Behinderung gefragt. Als ich die Anzeige 2005 las, war mir sofort klar: Da bewerbe ich mich! Und ich wurde auch genommen. Immer hatte ich befürchtet, überqualifiziert zu sein, doch das schien hier nicht der Fall zu sein. Und auch die ständigen Befürchtungen meiner Eltern waren auf einmal hinfällig geworden.

Zwei Jahre pendelte ich zwischen Berlin und Dortmund. Am Sonntag fuhr ich mit dem Zug nach Nordrhein-Westfalen und am Donnerstagabend in die Hauptstadt zurück. In Dortmund fand ich ein kleines Zimmer mit Bad und Küchenzeile.

Jeden Morgen benutzte ich die öffentlichen Verkehrsmittel, um zur Arbeit zu gelangen. Ich fühlte mich großartig! Abends ruhte ich mich aus, las viel und ging, müde vom Tag, früh zu Bett.

Ich gewöhnte mich aber nicht nur daran, mich im Rollstuhl fortzubewegen, ich wollte auch lernen, ihn noch besser zu bedienen. Bordsteine nahm ich rückwärts, und auch in U- und S-Bahn fuhr ich mit dem Rücken voran. Aber ich wusste nicht, wie ich vorwärts auf den Bürgersteig gelangen sollte. Zwar hatte ich im Jahr 2000 in Berlin einen Rollstuhlkurs besucht, der von der DMSG angeboten wurde, doch dort erfuhr ich nicht, wie ich im Rollstuhl Stufen überwinden konnte. Dazu ergab sich eine Möglichkeit, als ich 2007 zu einer Rehabilitation im Schwarzwald war. Dort meldete ich mich für einen entsprechenden »Fahrerkurs« an.

Früher hätte ich es abgelehnt, eine Rehaklinik aufzusuchen, in der die meisten Patienten ebenfalls an MS erkrankt sind. Jahrelang wollte ich ja nicht sehen, was mir alles drohen könnte. Deshalb zögerte ich das so weit wie möglich hinaus. Als ein neuer Krankheitsschub einen solchen Aufenthalt allerdings unabwendbar machte, beugte ich mich widerwillig. So blätterte ich am letzten Tag vor meinem Reha-Aufenthalt übellaunig in einer Berliner Stadtzeitschrift – ich lag nach einem schweren Schub im Krankenhaus Spandau. Leider existierte »meine Oase« nicht mehr, denn die Anthroposophische Klinik an der Havel hatte ihren neurologischen Bereich geschlossen. Professor Neuwied arbeitete jetzt im Klinikum Spandau. In diesem Moment hastete eine junge Assistenzärztin zur Stationsvisite in das Krankenzimmer. Ihr Blick fiel auf das Magazin, das ich bei ihrem Eintritt auf den Tisch neben meinem Bett gelegt hatte: »Ach, Sie informieren sich wohl über alles, was Sie im Moment nicht machen können?« Damit wollte sie den Raum wieder verlassen. »Ist Ihnen bewusst, dass Sie mir gerade den Tag endgültig verdorben haben?«, rief ich ihr wütend hinterher. »Tut mir leid«, sagte sie, daran hätte sie nicht gedacht. Gut, das war vielleicht kein Schritt hin zu mehr Gelassenheit, aber diese Reaktion war für mich ein Meilenstein und erleichterte mich sehr. Und es war ein Anfang, der mich noch heute mit Stolz erfüllt, auf meinem Weg zu mehr Selbstbewusstsein und Gelassenheit. Die Krankheit anzunehmen, konnte ich lernen, blöde Sprüche musste ich aber nicht auf mir sitzen lassen, sondern konnte sie parieren. Dazu half auch die Ruhe, die ich in den Reha-Kliniken finden konnte.

Doch zurück zum »Fahrerkurs«. Am Rand einer Turnhalle saßen zehn Rollstuhlfahrer. In der Mitte lagen, in verschiedenen Höhen übereinandergeschichtet, die blauen Gymnastikmatten, die ich aus dem Sportunterricht meiner Schulzeit kannte. An den erinnerte auch der Geruch, der sich nach wenigen Minuten in der Halle verbreitete. Eine Sportlehrerin, die selbst im Rollstuhl saß, zeigte uns, wie wir kleinere und größere Stufen hinauffahren konnten. Sie fuhr auf einen Stapel Matten zu, hob die Vorderräder, landete im Blauen und sprang auf der anderen Seite in ihrem Rollstuhl hinunter. Ungläubig verfolgten wir Kursteilnehmer, wie leicht sich Hindernisse überwinden lassen.

Nach einer Stunde Trockentraining wurde ich sicherer. Durchatmen, mit Power und Tempo auf die Erhöhung zurollen, dann den richtigen Moment abpassen, um mit verstärktem Impuls in die großen Reifen zu greifen. Dadurch hoben sich die kleinen Vorderräder und standen auf der Matte. Ich trieb die großen Reifen weiter an, bis ich mich ungläubig auf der Matte wiederfand, ohne umgekippt zu sein. Von ihr herunter ging es mit der gleichen Technik. Mit Power die großen

Greifräder antreiben – und los! Die Vorderrädchen hoben sich, las ich von der Matte herunterfuhr. Wie Mary Poppins von Dach zu Dach sprang, so hüpfte ich mit dem Rollstuhl von Matte zu Boden, und es machte mir immer mehr Spaß, auf diese Weise auf meinen Rädern zu landen.

Wenig später sollten wir das gerade Erlernte in die Praxis umsetzen. Doch draußen, außerhalb der Halle, also im richtigen Leben, wurde ich auf einmal langsam, sobald die Kante sich näherte. Ich bremste ab und blieb so vor dem Hindernis stehen. »Pass auf, ich zeige es dir«, ermutigte mich Dieter, einer der Kursteilnehmer. Er war ein »Profi«. Das war mir schon in der Turnhalle aufgefallen. Dieter war ungefähr so alt wie ich, schien sportlich zu sein und hatte einen ausgeprägten Humor. Jetzt führte er mir vor, wie leicht es ging, im Rollstuhl von der Straße auf den Bordstein zu gelangen. »Nicht bremsen«, bemerkte er mehrmals bei meinen zaghaften Anläufen. »Du musst dem Rolli zeigen, wann er steigen soll. Einem Pferd muss der Reiter ja auch ein Zeichen geben.« Geduldig verfolgte Dieter, wie ich auf das Hindernis zurollte – und wieder und wieder langsamer wurde, anstatt schnell zu bleiben und im richtigen Augenblick den Impuls zu setzen. Er schüttelte den Kopf. »So geht das nicht, wir versuchen etwas anderes.«

Er rollte nun auf einen circa fünfzig Zentimeter breiten Wassergraben zu. Überall in der Stadt waren diese kleinen Wassergräben, die in der Fußgängerzone den Bereich vor den Geschäften von der Flaniermeile teilten. »Hier musst du springen, sonst landest du im Wasser«, sagte Dieter und hüpfte in seinem Rollstuhl über das Wasser. »Jetzt mach es selbst. Die Technik ist auch bei diesem Hindernis dieselbe.« Und tatsächlich, auf einmal war es ganz leicht. Im Wechsel sprangen wir beide lachend von einer Seite zur anderen.

Die Stelle an der Uni Dortmund war auf zwei Jahre befristet. Das kam mir entgegen, denn auf Dauer wollte ich nicht in zwei Städten leben. Durch eine Internetrecherche (»Frau. Behindert. Berlin«) erfuhr ich 2008 von einer Bildungsorganisation, die Kurse anbot, um behinderten Frauen den Wiedereinstieg in ihren Beruf zu erleichtern. Am Telefon hieß es: »Tut uns leid, da kann man nicht mehr einsteigen, der Kurs läuft bereits seit vier Wochen.« Ich hatte lange mit der Frau gesprochen, ihr von meinem beruflichen Weg erzählt. Nach der abschlägigen Antwort wollte ich schon enttäuscht auflegen, da fragte die Dame plötzlich: »Aber sagen Sie, wollen Sie nicht lieber gleich einen Job? Wir suchen nämlich noch jemanden, der sich mit dem Thema auskennt.« So kam ich zu meiner heutigen Arbeit bei LIFE e.V.

In meinem Büro war ich zunächst die einzige Mitarbeiterin mit Behinderung. Wenn ich zur Arbeit gehe, benötige ich fast doppelt so viel Zeit wie meine Kolleginnen. Dabei habe ich nicht die Zeit eingerechnet, die ich länger als sie brauche, um mich fertig zu machen. Ich kann nicht auf dem Weg aus dem Haus noch mal schnell umkehren, um in eine Jacke zu schlüpfen, weil es draußen kälter ist, als ich beim Blick aus dem Fenster angenommen habe. Auch hier muss ich für alle Eventualitäten im Voraus organisieren und darf möglichst nichts vergessen.

Im Rollstuhl zu fahren bedeutet auch, nicht alle Wege benutzen zu können. Oft behindern mich bestimmte Gegebenheiten genauso, wenn nicht gar mehr, wie meine körperlichen Einschränkungen. Zum Beispiel mein Arbeitsweg: Zehn Minuten bevor der Bus erscheint, verlasse ich das Haus. Bis ich auf der Straße bin – ich wohne jetzt im Erdgeschoss – muss ich zwei Türen auf- und wieder zumachen, das kostet mich einige Mühen. In fünf Minuten bin ich an der Bushaltestelle. Wenn der Bus hält, klappt der Fahrer eine Rampe aus, um mich einsteigen zu lassen. Nach einer Dreiviertelstunde komme ich an »meiner« Haltestelle an – es dauert so lange, Berlin ist eine große Stadt. Ich rolle aus dem Bus – erneut mithilfe des Busfahrers – und mache mich daran, die Straße zu überqueren. An der Ampel muss ich den Rollstuhl leicht ankippen, um die kleinen Vorderräder hochzuheben. So kann ich die Erhöhung seit meinem Reha-Aufenthalt im Schwarzwald recht unkompliziert überwinden. Doch ich muss aufpassen, meine Reifen sind wie die von Fahrrädern mit Luft gefüllt, und gerade in den Bordsteinrillen an den Ampeln sammeln sich gern Glassplitter. Wenn ich nicht achtgebe und eine Panne habe, quäle ich mich die restliche Fahrt; ich rolle dann auf den Felgen – und überlege die ganze Zeit, ob ich es noch bis zur Arbeit schaffe und wie ich wieder Luft in die Reifen bekomme. Habe ich die Kreuzung ohne Zwischenfälle passiert, biege ich in eine Straße ein, in der meine Arbeitsstelle liegt. Die eine Hälfte des Bürgersteigs ist mit großen Platten ausgelegt, die andere, zur Häuserwand hin, wurde mit kleinen quadratischen Steinen gepflastert. Der ganze Bürgersteig neigt sich leicht zur Straße, aus dem einfachen Grund, damit bei Regen das Wasser abfließen kann. Das heißt: Ich muss mehr Kraft bei dem Arm einsetzen, der zur Straße zeigt.

Meine erste große Tagesentscheidung lautet: Welches Pflaster nehme ich? Fahre ich lieber auf den großen Platten und werde regelmäßig beim Überrollen von einer Platte zur nächsten hochkatapultiert? Oder möchte ich dauerhaft auf den kleinen Pflastersteinen durchgerüttelt werden?

»Mein Name ist Unger, Bettina Unger«, sage ich mir dann. »Heute bevorzuge ich es gerüttelt, nicht gestoßen.« Während meine Kollegen noch verschlafen in der S-Bahn oder im Bus stehen, werde ich morgens, bevor ich mit meinem eigentlichen Job anfange, bereits zur Actionheldin. Gekonnt umrunde ich einen Riss im Boden, bemerke aber – beinahe zu spät – den braunen Hundehaufen. Dabei fällt mir eine Geschichte ein, bei der mir jetzt noch siedend heiß wird, wenn ich nur daran denke. Im Winter 2011 musste ich im Rahmen meiner Arbeit eine Rede halten. Ich räusperte mich, holte tief Luft und begann feierlich: »Meine sehr verehrten Damen, liebe Frauen …« Als mein Blick über die Reihen der Zuhörenden bis zur Tür ging, entdeckte ich die dunklen Spuren, die meine Räder auf dem Weg zum Pult hinterlassen hatten. Meine Augen stellten scharf – und die Sekunde, in der mir dämmerte, was passiert war, dehnte sich ins Endlose. Erst dann roch ich, was ich mitgebracht hatte.

Schnell ausweichen. Dafür fahre ich später wie eine Königin in den dritten Stock. Wir haben nämlich inzwischen einen Treppenlift. Wie in vielen Altbauten gibt es in dem Bürogebäude einen Außenaufzug, der auf halber Treppe hält. Die ersten Monate trugen mich die Kolleginnen im Rollstuhl zu dritt das halbe Stockwerk vom Aufzug ins Büro. Sobald ich rief, ließen die Kolleginnen den Stift fallen und packten an. Die eine oder andere musste bald selbst zum Arzt – Rückenschmerzen.

14. Kapitel

Liebe macht vieles möglich – mehr, als man denkt

Berlin nach 2001

Mein Zimmer leuchtete. Die Sonne stand noch tief, aber sie schaffte es schon, über die Häuser zu steigen. Ich lag bäuchlings auf dem Boden, es war der Morgen nach Paulas Abendessen. Langsam hob ich abwechselnd die Unterschenkel, bis sie im rechten Winkel zum Boden standen. Wenn ich den rechten Punkt gefunden hatte, blieb das Bein ohne mein Zutun in dieser Position. Als ich das Bein gerade nach unten senken wollte, brummte es neben mir … das Mobiltelefon – eine Textnachricht.

Es war Paula. Sie erzählte, sie wolle heute mit Sandro auf den Flohmarkt. »Alles okay?«, fragte sie. Ich simste mit einem Smiley zurück und dankte für den schönen Abend.

Jetzt hob ich das andere Bein an, begleitete es wieder nach unten und fühlte nach, wie locker beide Beine auf der Matte lagen, vollkommen entspannt. Ich rekelte mich wohlig nach meiner Gymnastik und dachte an das Essen bei Paula. Es war wirklich nett gewesen … Und dann hatte ich dort Sandro getroffen … Er hatte gesagt, dass er sich melden würde. Vielleicht tat er das ja.

Wrrb wrrb … Noch eine Nachricht! Ich drehte mich zum Telefon und las: »Sandro fragt, ob du mit ihm einen Kaffee trinkst?«

»Aber gern!«, antwortete ich. »Im Café Maurer? Morgen um fünf?«

Der dunkelhaarige Mann mit dem rötlichen Stich in den Locken befand sich bereits vor dem Café. Er trat einen Schritt auf den Bürgersteig zurück und deutete mit ausladenden Bewegungen auf den Platz, auf dem er gerade gestanden hatte: ein Parkplatz vor dem Café Maurer. Auch ein Grund, wieso ich dort vorzugsweise hinging: Immer konnte ich in unmittelbarer Nähe meinen Corsa abstellen und hatte nicht weit zu laufen. Und im Café gab es immer einen freien Tisch. Perfekt für ein Date.

Nach Paulas Textnachrichten und Sandros Anruf war ich aufgeregt. Mal sehen, wie sich ein italienischer Mann so gibt, dachte ich. Ob er wohl auch so viel redet und prahlt, wie es Männer aus diesem Land oft taten? Ob er mir mit den üblichen Klischees kommt? Er war schließlich Italiener – und ich auf der Hut. Nach den vergangenen Erfahrungen mit Männern wollte ich vorsichtig sein.

Sandro trat zum Wagen, ich ließ die Scheibe hinunter. »Das Café hat geschlossen«, sagte er und lachte.

So perfekt sollte es also nicht werden. Angestrengt überlegte ich, wohin wir ausweichen konnten. Im Kopf ging ich all die anderen Lokalitäten in der Nähe durch. Ich wollte mir ersparen, beim ersten Treffen an der Gehhilfe neben ihm herzuhinken und schließlich kraftlos am Treffpunkt zu landen.

»Gehen wir doch zu mir«, schlug Sandro vor. »Ich hatte mir sowieso gedacht, nach dem Kaffee könnten wir bei mir was essen. Ich wollte Gnocchi mit Mozzarella machen.«

Leicht zuckte ich zusammen. Sandro schien mein Zögern und den abweisenden Gesichtsausdruck zu bemerken. Ohne zu drängeln, wartete er auf eine Antwort. Martha und ich hatten uns einst ermahnt, fremde Männer beim ersten Date nie mit nach Hause zu nehmen. Da man diese nicht so einfach verabschieden konnte, hatten wir uns vorgenommen, höchstens mit zu ihnen zu gehen. So konnten wir uns jederzeit aus dem Staub machen. Doch inzwischen konnte ich nicht mehr so einfach gehen. Wer weiß, in welchem Stock er wohnte? Ach ja, richtig, im Hochparterre. Das hatte er mir schon bei Paula erzählt. Offen blieb trotzdem, wie weit es von der Wohnung zu meiner Parkmöglichkeit war und ob ich die Strecke laufen konnte.

»Warum nicht«, sagte ich. »Gnocchi und Mozzarella esse ich für mein Leben gern. Aber unter einer Bedingung: Du parkst das Auto und holst es auch, wenn ich nach Hause möchte.«

»Wird gemacht«, erwiderte Sandro.

Die Wohnung gefiel mir. Eine geräumige Eineinhalbzimmerwohnung. Sandros Zuhause hatte wie das von Paula einen südländischen Touch. Außerdem war alles frisch geputzt, vielleicht einen Tick zu offensichtlich für einen Damenbesuch vorbereitet. Sandro verlor nicht viele Worte und stellte erst einmal Musik an. Ich erkannte die neapolitanische Rockmusik wieder, die er bei Paula aufgelegt hatte.

»Willst du mit in die Küche kommen?«, fragte er. »Du kannst es dir aber auch auf dem Sofa in meinem Wohn- und Arbeitszimmer gemütlich machen.«

»Küche«, entschied ich knapp. Dabei war das Sofa eine verlockende Alternative. Schwarzes, weiches Leder, Vintage sagt man wohl inzwischen.

»Es wird auch nicht lange dauern.« Mit diesen Worten ging er nach nebenan, wobei ich ihm langsam folgte. Neugierig sah ich ihm beim Kochen zu. Sandro nahm Knoblauch und häutete ihn. Dann erhitzte er Öl, in das er den Knoblauch gab, und stellte einen Topf mit Wasser auf den Gasherd. Bei allem war er ruhig, aufmerksam, konzentriert. Er fügte Tomaten in die Pfanne, ließ die Soße langsam köcheln.

»Soll ich den Mozzarella schneiden?«, sagte ich, um das Schweigen zu durchbrechen.

»*Un attimo*, einen Moment«, antwortete er und sagte dann: *»Grazie, no.«* Er brauchte keine Hilfe. Also lehnte ich mich auf meinem Stuhl zurück, auf dem ich mich niedergelassen hatte. Sandro gab Gnocchi in das kochende Wasser und brachte Teller, Besteck und Wein ins Wohnzimmer. Fertig war eine *Salsa à napolitaine*.

Das Essen war so einfach, wie es köstlich war. Was wir redeten, verschwimmt in meiner Erinnerung. Dazu muss ich sagen, dass ich damals noch kein Italienisch sprach und Sandro immer noch nicht gut Deutsch, auch wenn er schon seit Jahren in Berlin lebte. Aber ich verstand, dass er von seinem Leben erzählte. Aufgewachsen war er in Neapel – eine schöne Stadt, aber unmöglich, dort zu leben. Er war wie ich seit 1995 in Berlin. Aber im Sommer müsse er jedes Jahr nach Süditalien fahren. Nicht ins stressige Neapel, sondern nach Paestum, wo seine Familie seit Langem eine Ferienwohnung besitze. »Von Mitte August bis Mitte September fahre ich dorthin.« Sandro sah mich mit leuchtenden Augen an. »Komm doch mit.«

Wie? Einfach so? Ich reagierte verhalten. Eine Reise nach Italien wäre schön, sagte ich, aber ich wüsste nicht, ob ich Zeit hätte. Die Doktorarbeit … Er rückte auf dem Sofa ein Stück näher und lehnte sich zu mir. »Überleg es dir. Ich fahre auf jeden Fall, und meine Mutter hat gern Besuch.«

Auf einmal fühlte ich mich unwohl. Das ging mir doch zu schnell. Außerdem war gerade erst April, bis August waren es noch vier Monate.

»Ich möchte jetzt nach Hause«, sagte ich kurz danach und bat ihn, mein Auto zu holen.

»Wie du willst.« Dass er ohne Widerworte nach unten ging,

hätte ich nicht erwartet. Ich folgte ihm wenige Minuten später. Vor dem Haus war mittlerweile ein Parkplatz frei geworden – bei unserer Ankunft hatte er mein Auto in einer Seitenstraße parken müssen –, und Sandro hatte den Corsa dort abgestellt. Wir verabschiedeten uns, drehten die Gesichter für den üblichen Wangenkuss. Ein sanfter Windhauch brachte irgendwo an den Fenstern über uns ein gläsernes Windspiel zum Klingeln. Ich fühlte, wie seine Wange mich berührte, warm und weich. Ein Kuss war neben meinem Ohr zu hören. Dann liebkoste er mein Gesicht. Tastend berührten sich unsere Lippen. Lange spielten unsere Münder. Die Zeit stand still.

Auf der Heimfahrt hätte ich am liebsten laut vor Glück gesungen. Wie lange hatte ich nicht mehr geküsst! Und schon gar nicht so weiche Lippen. Wie zärtlich er war … Ach!

Vor dem Treffen hatte ich solche Bedenken gehabt, weil ich so schlecht zu Fuß war. Was er wohl wusste? Und was dachte er über meine Gehschwierigkeiten? Zur Sicherheit war ich alles durchgegangen, sorgte dafür, nicht zu weit laufen zu müssen. Dennoch konnte ihm nicht entgangen sein, dass ich nicht so fit auf den Beinen war wie die meisten Menschen um ihn herum.

Während der Fahrt ließ ich den Abend noch einmal Revue passieren. Wie eins schien Sandro mit sich zu sein. Beim Kochen war er in Gedanken stets nur mit dem jeweiligen Tun beschäftigt: Wasser in den Topf füllen, Gas anzünden, Knoblauch häuten … Das ließ mich an Marianne denken. Was hatte sie immer gesagt? »Die meisten kleinen Tätigkeiten werden unbewusst, rein mechanisch gemacht. Wie oft ist man in Gedanken bereits bei der nächsten Sache. Dabei kann man alles auch bewusst machen. Dann wird die Qualität der Bewegung offenbar.« Diese Aufmerksamkeit für die kleinen Dinge des Lebens zu erreichen, war etwas, was ich von ihr und ihrer »Gindlerarbeit« lernen wollte. Dabei sollte man wohl so versunken in das jeweilige Tun wie Sandro sein, dachte ich. Von mir selbst wusste ich, dass ich von einem Gedanken zum nächsten sprang, meist hatte ich sogar drei gleichzeitig im Kopf. Jedenfalls gefiel es mir, wie selbstverständlich und konzentriert der Mann, dem ich bei Paulas Essen begegnet war, sich gab.

Und wer weiß, überlegte ich weiter, vielleicht werden wir uns bald öfter sehen.

Die Ampel wurde grün. Ich legte den Gang ein und bog in die Straße ein, in der ich wohnte. Ich war glücklich.

Am folgenden Wochenende kam Gilbert nach Berlin. Seitdem ich Köln verlassen hatte, war unser Kontakt nicht regelmäßig, aber über die Jahre gesehen doch auch wieder beständig. Er hatte mich in Valenciennes, in Paris besucht, und jetzt bereitete er, untergebracht bei Freunden, in Berlin eine Ausstellung mit seinen Grafiken vor. Seit vielen Jahren lebte er mit einer Frau zusammen. Ich erzählte ihm von Sandro, dem Prickeln, das seither in mein Leben getreten war. Mir ging das Herz über, ich konnte gar nicht an mich halten. Gilbert freute sich, bemerkte aber: »Also, ich könnte das nicht.«

»Was meinst du damit, du könntest das nicht?«

»Na, mit einer Frau zusammen sein, die MS hat.«

Auf einmal war ich ernüchtert. Ob Sandro das wohl könnte?, fragte ich mich im Stillen. Um das beantworten zu können, müsste er erst einmal wissen, was überhaupt mit mir los war. Dass mein körperlicher Zustand aufgrund einer Krankheit nicht besser, sondern vielleicht sogar schlechter werden würde. Ich hatte den Verdacht, dass Paula ihm nichts von meiner MS gesteckt hatte. Und natürlich hatte ich von selbst nichts gesagt. Wozu auch, er hatte ja auch nicht danach gefragt.

»Nun, ich will ihn ja nicht gleich heiraten«, konterte ich. »Man kann sich doch zunächst einmal kennenlernen. Ich werde nichts erwarten und einfach nur beobachten, wie er sich verhält, wenn er mehr von den Schwierigkeiten mitbekommt und versteht, warum ich so schlecht laufe. Und nicht alle Menschen müssen so selbstbezogen sein wie du.«

»Das hat nichts mit Selbstbezogenheit zu tun. Man muss einschätzen können, was man zu leisten imstande ist. Schlimmer ist es, etwas vorzugeben, was man dann hinterher nicht erfüllen kann.«

Das stimmte nun auch wieder.

Aus diesem Grund nahm ich mir auch vor, Sandro so bald wie möglich von der MS erzählen. Bevor er sich in etwas verrannte (und nicht nur er), musste ich mit offenen Karten spielen. Keineswegs konnte ich mich einfach so treiben lassen, wie ich es ja gern tat. Aber ich musste mich dazu nicht zwingen, ich hatte sogar das Bedürfnis, ihm gegenüber nichts zu verheimlichen. Dadurch wurde ich bestenfalls selbst klarer in dem, was ich wollte. Sandro hatte nämlich inzwischen mehrmals angerufen und betont, mich erneut treffen zu wollen.

Zwei Wochen nach dem Gnocchi-Abend gingen Sandro und ich zusammen mit Paula und Bernhard auf eine Feier. Sandro und ich liefen langsam die Straße entlang, in der Stefano wohnte – ein Freund sowohl von Paula als auch von Sandro. An dem Abend feierte Stefano seinen Geburtstag. Bei dieser Gelegenheit konnte ich erstmals die Freunde des Mannes treffen, mit dem ich seit einer Woche eine Liaison hatte. Mit meinem linken Arm hakte ich mich bei Sandro unter, mit dem rechten stützte ich mich mit meiner Gehhilfe ab. Aber auch Paula und ihr Mann liefen exakt im gleichen gemächlichen Tempo neben uns her. Muss wohl an den wärmeren Temperaturen von Sandros und Paulas Ursprungsland liegen, reimte ich mir eine mögliche Erklärung zusammen.

Sandros Freunde wirkten sympathisch. Viel redeten wir aber nicht miteinander, das hatte aber auch damit etwas zu tun, dass viele von ihnen Italiener waren und ähnlich gut Deutsch sprachen wie Sandro. Bald setzte er sich zu mir auf die Bank am Rande des Raumes. Jetzt!, sagte ich mir im Stillen, jetzt ist der Zeitpunkt gekommen, es ihm zu sagen.

»Weißt du eigentlich, warum ich eine Gehhilfe brauche?«, fragte ihn.

»Ja«, sagte er schlicht, »du hast *sclerosis multipla* (so das italienische Wort für Multiple Sklerose). Mach dir keine Sorgen, das interessiert mich nicht.«

Damit war für ihn das Thema beendet. Jeder Versuch meinerseits, mit ihm über meine Perspektiven zu reden, über die Auswirkungen der Krankheit, wurde von ihm abgeblockt. Ich war sprachlos, hatte ich mir doch immer ausgemalt, die MS würde für eine Beziehung ein potenzielles Problem darstellen, zumal die Krankheit inzwischen weiter fortgeschritten war. Doch das schien bei Sandro nicht der Fall zu sein. Ich freute mich über seine unerwartete Antwort, dennoch blieb ich unsicher. War er vielleicht doch einer der typischen italienischen Hallodri (um ein Wort meiner Oma zu bemühen), der außer einem kurzen Intermezzo kein längeres Interesse für mich zeigen würde? Und ich wollte eine ernsthafte Partnerschaft, keine Affäre mehr. Davon hatte ich genug.

Ende April 2001 herrschten bereits sommerliche Temperaturen. Am 1. Mai fuhren wir an einen der vielen Seen, die um Berlin lagen. Der Weg vom Parkplatz zum Strandbad war zwar nur wenige hundert Meter lang, doch für mich war die Strecke viel zu weit, um sie zu laufen. Die Gelegenheit, so dachte ich, um zu sehen, wie Sandro darauf reagiert. Beim Aussteigen sagte ich so selbstverständlich wie möglich: »Lass uns den Rollstuhl nehmen.« Ich hielt den Atem an. Sandro fragte verwundert: »Ehrlich?« Dann aber holte er ohne weiteres Nachfragen den Rolli aus dem Kofferraum.

Nach dem Tag am See lag ich abends auf Sandros Bett. Als ich zum ersten Mal in seinem Schlafzimmer war, sah ich mit Schrecken auf die Leiter, die zu seiner Schlafstätte führte. Ein Hochbett, herrje! Angst kroch in mir hoch. Die Angst, die mich nie verließ. Schon bevor sich eine schwierige Situation einstellte, malte ich mir aus, wie schlimm es werden könnte. Augenblicklich fühlte ich mich wie gelähmt. Etwa: Alle anderen gehen bei einem Picknick im Park eine kleine Anhöhe hoch und breiten, oben angelangt, die Decken aus. Ich selbst bleibe unten stehen …

»Wie soll ich denn da hochkommen?«, fragte ich Sandro, als ich vor seinem Hochbett stand.

Liebe macht vieles möglich – mehr, als man denkt. Bald fand ich mich in seinem Bett wieder.

Im Herbst fuhr ich für eine Woche nach München, um dort abermals einen Kongress zu besuchen. Ich wohnte bei Freunden, denen ich mit strahlenden Augen von dem neuen Mann in meinem Leben erzählte. Nein, kein Franzose, nein, kein Intellektueller. Ein Italiener und Mechaniker, erklärte ich.

Als ich zurück in Berlin war, fuhr ich direkt »nach Süditalien«, wie ich Sandros Wohnung inzwischen nannte. Nachdem wir uns umarmt hatten, ging er in die Küche. Fast beiläufig erwähnte er, bis er mit dem Essen fertig sei, solle ich doch mal ins Schlafzimmer sehen. Ich hatte mich schon bei meiner Ankunft gewundert, wieso die Tür zu diesem Raum nicht wie sonst offen stand. Nachdem ich die Klinke hinuntergedrückt hatte, sah ich als Erstes einen riesigen Rosenstrauß. Er stand direkt vor mir auf dem Bett. Auf Augenhöhe. Das Hochbett war abgebaut.

»Das wird etwas Längeres«, kommentierte mein Bruder Nick, als ich ihm davon erzählte.

Während meine Mitreisenden mit dem Handgepäck zum Ausgang drängelten, wartete ich ab und sah gespannt aus dem kleinen Fenster des Fliegers. In der gleißenden Vormittagssonne entdeckte ich zwei Männer auf dem Rollfeld. Sicher jene Flughafenangestellten, die mir beim Aussteigen aus der Maschine behilflich sein sollten. Vier Monate nach der ersten Begegnung mit Sandro war ich im Sommer tatsächlich nach Neapel geflogen – im Rollstuhl.

Nachdem alle Passagiere die Gangway herabgestiegen waren, dockte ein Lift an die Kabinentür an. Die beiden Männer kamen ins Innere des Flugzeugs und gingen auf mich zu. Sie trugen dunkle Brillen, und ihr Haar wies reichlich Gel auf. Amüsiert betrachtete ich die zwei, sie bestätigten perfekt meine Klischees von italienischen Männern.

»*Tutt' a post'?* Alles gut?«, fragten sie.

»*Sì, sì.*« Ich nickte.

In der Ankunftshalle wartete Sandro, braun gebrannt, selbstverständlich. Vom Flughafen fuhren wir ans Meer, das glitzernd und silbern dalag. Glühende Hitze waberte über der Ferienidylle. Die Szenerie schien mir aus zahlreichen Familienurlauben vertraut.

Sandros Mutter wartete im Garten, umarmte ihren Sohn und winkte uns ins Hausinnere, ohne mich weiter zu beachten. Meine Mutter hätte den Partner ihres Kindes wortreich empfangen, nach dem Flug gefragt, wie es ihm hier gefalle und danach, ob es ihm recht sei, was sie kochen werde. Nicht so Lucía, Sandros *mamma*. Nun gut, sie konnte kein Deutsch, aber sie hätte mich auch in ihrer Sprache mit Worten überhäufen können. Die anderen Familienmitglieder, die sich im Haus aufhielten und die ich nicht kannte, reagierten aber ähnlich abwartend. Ich war einfach da – und das war gut so. Auf diese Weise konnte ich mich in Ruhe mit der neuen Situation vertraut machen. Lange hatte ich gezögert, ob ich diese Reise antreten sollte, mich immer wieder gefragt, ob ich mir damit nicht zu viel zumuten würde.

»*Ma dai*, komm schon«, sagte Paula, als ich ihr von meinen Zweifeln erzählte. »Du wirst sehen – das wird wunderbar. In Paestum ist es herrlich, die Luft, das Essen …«

»Und die Mutter, kennst du sie?« Gespannt sah ich meine Freundin an.

»Ich habe sie nur einmal gesehen … Sie ist nett. Eine einfache, praktische Frau, vor ihr brauchst du keine Angst zu haben.«

»Nun ja – italienische Männer und ihre Mütter sind etwas Spezielles. Aber ich mache mir weniger Sorgen darüber, wie die Familie auf mich reagiert, sondern wie Sandro sich in ihrem Kreis benimmt.«

»Wenn du ihn nicht dort besuchst, wirst du es nie erfahren.«

Okay, Paula sollte das letzte Wort behalten.

Meine Befürchtungen waren unbegründet gewesen. Sandro in Berlin war nicht anders als Sandro in seiner Heimat.

Die Woche am Meer war herrlich. Fast vergaß ich, dass ich schlecht lief – und leider auch die zweihundert Meter zum Meer, die man zurücklegen musste, nicht zu Fuß gehen konnte. Als Sandro die Distanz zum Meer erwähnte, zu dem eine kleine Straße hinter dem Haus bergab führte, malte ich mir aus, dass ich es bis zum Ende der Woche dorthin mit der Gehhilfe schaffen würde. Es wäre mir auch gelungen, aber dann wäre ich völlig erschöpft gewesen. An guten Tagen lief ich damals insgesamt knapp zweihundert Meter.

Viel unternahmen Sandro und ich nicht. Nach den Stunden am Strand ruhte ich auf meinem Bett aus. (Sandro schlief natürlich in einem anderen Zimmer ...) Danach folgte die Zeit, in der Lucía das Abendessen zubereitete. Ich saß in der Hollywoodschaukel und wartete, bis es fertig war. Ein genügsames Leben. An sich half ich gern, wenn ich irgendwo zu Besuch war. Doch dieses Mal bemühte ich mich nicht einmal – der Rhythmus dieser Familie war einfach eingespielt. Und aufund abräumen, Geschirr spülen – diese Tätigkeiten konnte ich nicht übernehmen.

Als ich Lucía umständlich zu verstehen gab, dass ich leider nicht helfen könne, winkte sie ab.

»Das macht doch nichts«, erwiderte sie. Sie schickte mich wieder nach draußen auf den großen Balkon.

»Aber *mi dispiace ...*«, sagte ich. Es tat mir wirklich leid.

»Bettí, per piacè«, unterbrach mich Lucía und sagte noch etwas, von dem ich nur die Aufforderung *sorridi* verstand. Sie meinte, wie mir Sandro später übersetzte: Das, was mir passiert sei, wäre gewiss nicht leicht, doch das Wichtigste bei allem sei, die gute Laune zu bewahren, das Lachen nicht zu verlernen. *»Sorridi!«* Ich solle mir also keinen Kopf machen und lachen. Ob ich denn Sandro liebe?, das hatte sie auch noch gefragt.

Ein gutes Jahr nach dem Italienurlaub zogen Sandro und ich Ende 2003 zusammen. Lange hatte ich mich gesträubt. Ich fürchtete mich vor dem gemeinsamen Alltag, der oft auch das Ende einer Beziehung bedeuten kann. Vor allem wollte ich nicht, dass Sandro zu viel von meiner Bedürftigkeit mitbekam. Nie sollte er das Gefühl haben, an seiner Seite sei keine Person, die er lieben würde, sondern die er pflegen müsste. Heute wundere ich mich über meine damaligen Bedenken. Aber zu dieser Zeit hatte ich noch nicht erlebt, welche Kraft zwei Menschen gemeinsam entfalten können.

Inzwischen fahre ich jedes Jahr nach Italien. Auch wenn in Paestum das Strandbad über eine Rampe erreicht werden kann und es dort sogar eine Behindertentoilette gibt, ist Italien im Vergleich zu Deutschland und den skandinavischen Ländern kaum behindertengerecht. Doch wo es an technischer Ausstattung fehlt, machen die Menschen es durch Hilfsbereitschaft und Herzlichkeit wett.

Unabhängig davon, ob ich mich in Italien oder in Deutschland befinde, besonders deutlich wird meine Eingeschränktheit, wenn ich auf die Toilette muss. Meistens ist die Suche nach einer geeigneten Örtlichkeit ein kleines Abenteuer. In diesen Momenten habe ich von einer Sekunde auf die andere einen großen Leidensdruck und nicht viel Zeit. In Berlin gibt es die barrierefreien und damit rollstuhlgerechten Wall-Toiletten (immerhin über 170 Stück!). Nur, wo finde ich in Neapels engen Gassen eine Toilette? Meist sind sie für jemanden, der im Rollstuhl sitzt, zu eng. Oder sie sind nur über eine Treppe zu erreichen. Und genau dann, wenn man meint, am Rande der Verzweiflung zu sein, geschehen die tollsten Dinge! Wie zum Beispiel einmal in Neapel.

Sandro hatte mir einen Teil der Altstadt gezeigt, und nach fünf Stunden hielt ich mit zunehmender Nervosität nach einer Toilette Ausschau. Als ich schon drauf und dran war, die Hoffnung aufzugeben, kamen wir in einer der dunklen Altstadtgassen an einer Erdgeschosswohnung vorbei. Sie bestand aus einem Zimmer, in das man von der Straße aus durch ein geöffnetes Fenster sah. Unter einer erleuchteten Marienstatue ganz in der Nähe saß ein zehnjähriges Mädchen und beobachtete uns, verfolgte aber auch etwas, was sich in dem Raum abspielte. Ich behielt sie im Auge, während ich nun das Zimmer im Erdgeschoss betrachtete. Mir kam es armselig vor, so direkt an der Straße zu wohnen. Der Raum beschränkte sich auf das Nötigste. In der Mitte befand sich ein großer Tisch mit Stühlen, rechts davon eine massive Einbauküche. An der Technik hatte man allerdings, wie ich staunend bemerkte, nicht gespart: An der rückwärtigen Wand hinter dem Tisch hing ein riesiger Flachbildschirm, der eingeschaltet war (das hatte das Interesse des Mädchens erregt). Das Zimmer war doch nicht so armselig, sondern eine Hightech-Wohnung, jedenfalls was Küche und Fernseher betraf.

Nach einigen weiteren Schritten begegneten wir einer Frau in einem grünen Kleid, die vor einem Gebäude mit älteren Leuten im Rollstuhl wild gestikulierte. Hier war offensichtlich eine Art Krankenhaus oder ein Heim. Eigentlich eine gute Möglichkeit, eine passende Toilette zu finden. Als ich die Frau im grünen Kleid danach fragte, sagte sie: »Komm! Du kannst bei mir gehen. Ich wohne gleich hier.« Sie begleitete mich zu jener Einzimmerwohnung im Erdgeschoss, führte mich in den Raum und öffnete eine kleine Tür zum WC. Als ich fertig war, reichte sie mir den Arm. Drei Plastikbecher dufteten auf dem großen Esstisch. »Aber einen Kaffee nehmt ihr noch?!«, fragte sie.

Eine halbe Stunde später rollte ich, erleichtert und vergnügt, wieder auf die dunkle Straße. Das Mädchen blickte immer noch in den Wohnraum, verfolgte gebannt die Bilder im Fernsehen. Die nette Signora im grünen Kleid winkte mir nach, rief, ich solle sie doch einmal besuchen.

Als ich Paula später davon erzählte, sagte sie mir, dass die Menschen im Zentrum von Neapel gern mitten im Geschehen leben. Sie lieben die Straße und die Menschen, die vorbeikommen.

Da ich gerade dabei bin: Nicht nur das Auffinden von Toiletten kann einem Rollstuhlfahrer besondere Erlebnisse bescheren. Auch wenn ich mit dem Taxi fahre, mache ich so meine Erfahrungen. Dabei wiederholen sich drei Szenarien mit so schöner Regelmäßigkeit, dass ich Wetten darauf abschließen könnte:

Der Fahrer öffnet mir die Tür. Ich lege meine rote Tasche auf die Ablage über dem Handschuhfach und rutsche auf den Sitz, während er am Kofferraum hantiert. Ich bin noch mit dem Anschnallen beschäftigt, als er einsteigt. »Moment, ich helfe!«, offeriert er galant. Wenn ich dann sage: »Bitte zur Georg-Stein-Straße«, grübelt er: »Ich wusste gar nicht, dass es dort einen Arzt gibt.«

»Ich will auch in ein Verwaltungsgebäude der Universität.« (Das Beispiel ist noch aus meiner Dortmunder Zeit.)

Kurzer prüfender Blick. »Ach … Sie studieren noch?«

»Nein«, erwidere ich schlicht. »Ich arbeite dort.«

Pause. Schweigen. »Wie? Sie arbeiten?«

»Warum denn nicht?«, antworte ich. »Ich bin doch nicht nur Beine.«

In der zweiten Variante klopft der Fahrer erst einmal ab, was ich denn habe. Dann nimmt er das Thema zum Anlass, tief Luft zu holen, und schon geht es los: »Meine Schwester sitzt auch im Rollstuhl. Gut, dass wir eine große Familie sind. Immer ist jemand da, der ihr hilft. Jemand, der mit ihr rausgeht, für sie einkauft. – Haben Sie jemanden? Leben Sie allein? – Ach, meine arme Schwester, bis vor ein paar Jahren konnte sie noch alles selbst erledigen. Aber was soll man machen? Jetzt hat sie Schmerzen und kann sich kaum bewegen. Gott sei Dank hat sie uns. Bei uns in der Straße wohnt auch eine Frau im Rollstuhl, die vier erwachsene Kinder hat, aber sie ist immer allein. Niemand in ihrer Familie hat Zeit, sie zu besuchen.«

Auf diesen Fahrten muss ich nicht reden, denn ich komme sowieso nicht zum Zug. Wenn Familienbande funktionieren, so ist das wunderbar. Es gab Zeiten, da wünschte ich mir einen stärkeren Zusammenhalt. Doch dann ertappte ich mich immer öfter bei dem Gedanken, dass die Rundumfürsorge einer wohlmeinenden Großfamilie auch ganz schön erdrückend sein kann. Steige ich schließlich aus dem Taxi aus und rolle allein weiter, genieße ich es, mein Leben – und meinen Rollstuhl – selbst in die Hand zu nehmen. Ich bin noch etwas benommen von den Ausführungen des Taxifahrers, und mir summen die Ohren, aber ich fühle mich frei.

Perplex bleibe ich nach Fahrten mit Taxifahrern zurück, die ich zur dritten Kategorie zähle. Typ Nummer drei nimmt, nachdem er den Rollstuhl verstaut hat, schwer stöhnend auf dem Fahrersitz Platz und schaut mich von der Seite mit traurigen Augen an. »Ich kenne das, wenn die Knochen nicht mehr so können, wie man will.« Seufzend senkt er den Blick. »Wie kaputt mein Rücken ist, das können Sie sich gar nicht vorstellen.« Abnehmen wolle er schon lange, vertraut er mir an. Sport machen könne er nicht, denn er müsse ja arbeiten. »Wenn Sie wüssten, wie mühsam es ist, mit Taxifahren Geld zu verdienen. Früher, da war das besser, aber heute fährt doch jeder Student und verdirbt uns das Geschäft. Es gibt einfach zu viele Taxis.« Wenn wir am Zielort ankommen, verlässt er gebückt den Wagen, legt die Hände auf den Rücken, geht mit kleinen, vorsichtigen Schritten nach hinten und hebt umständlich den Rollstuhl aus dem Kofferraum.

Könnte ich stehen, würde ich ihm aufmunternd auf die Schulter klopfen. So aber nicke ich ihm nur freundlich zu und wünsche ihm gute Besserung. Je weiter ich mich vom Taxi entferne, desto mehr breitet sich eine seltsame Beschwingtheit in mir aus. Verflixt, denke ich dann, während meine Reifen dynamisch über den Gehsteig gleiten, Krankheitsgeschichten können einen ganz schön runterziehen, wenn man nicht aufpasst.

Gut, manche Fahrer, gerade in größeren Städten, gehen gar nicht darauf ein, dass ihr Fahrgast mit einem Rollstuhl reist. Je nach Laune machen wir Small Talk oder sitzen schweigend nebeneinander. Meine Behinderung ist für sie nur ein Merkmal unter anderen, ein Merkmal wie Geschlecht, Hautfarbe, Haare … Wenn ich mir meine Taxifahrer aussuchen könnte, würde ich mir diese wünschen.

Lange konnte ich nicht glauben, dass Sandro an meiner Seite ist. Doch inzwischen weiß ich: Es interessiert ihn tatsächlich nicht, dass ich eingeschränkt bin und im Rollstuhl sitze. Er unterstützte mich bei allem, was ich unternahm, begleitete mich bei der Promotion, half mir bei meinem Pendeln zwischen Dortmund und Berlin. Ich ermutigte ihn, zusammen mit einem Freund, Fédérico, 2008 eine kleine neapolitanische Espressobar zu gründen, in der es natürlich direkt aus Neapel importierten Espresso gibt. Das *Safé* hat sich binnen Kurzem nicht nur für die in Berlin lebende italienische Community als Wohnzimmerersatz im Viertel etabliert. Leider ist das Café zu klein, um wirklich rollstuhlgerecht zu sein, aber ich komme gern dort hin.

Durch Sandro kam eine neue Leichtigkeit in mein Leben. Jahrelang hatte ich aufmerksam jede kleinste Änderung meines Befindens verfolgt. Dass auch bei anderen je nach Stimmung oder momentaner Verfassung der tägliche Zustand wechselt, nahm ich nicht wahr. Mit angehaltenem Atem beobachtete ich mich, alles kreiste bei mir um die Auswirkungen der MS. Wie fühle ich mich heute? Warum laufe ich heute schlechter als gestern? Habe ich mich etwa übernommen? Was war zu viel?

Mit Sandro an meiner Seite war ich vor allem anfangs zu beschäftigt, um mich weiter zu sezieren. Damals machte ich mir mehr Gedanken über ihn als über meine Befindlichkeit. Ich hörte auf, eine Erklärung für die körperlichen Schwankungen zu suchen und mir dabei im schlimmsten Fall selbst die Schuld zu geben. Wenn es mir jetzt schlechter geht, frage ich inzwischen nicht mehr, *warum* dies heute so ist, im Mittelpunkt steht vielmehr das *Was*. Ich überlege, was ich tun kann, damit es mir wieder besser geht. »Es ist, wie es ist«, mit dieser Maxime wurden die Zweifel und Unsicherheiten leiser. Auch die Wut darauf, dass ich bestimmte Dinge nicht wie andere kann, ebbte ab. Im Rückblick kann ich sagen: Wut auf etwas, das ich in dem Moment nicht ändern kann, kostet Kraft. Die Energie verwende ich lieber auf Angenehmes.

Neulich ertappte mich Sandro, wie ich müde in der Küche herumhantierte. Ich war gerade auf dem Weg zum Kühlschrank. Zu Hause laufe ich mithilfe eines Rollators. Doch an diesem Tag war ich erschöpft und konnte nur mit Mühe laufen. »Bettì!«, sagte Sandro und schob sich mir in den Weg. Er unterbrach meine angestrengten Bemühungen und ahmte mich pantomimisch nach. Ich meinte, in einen Spiegel zu sehen. Sandro verzog das Gesicht, legte den Kopf in den Nacken und presste die Lippen aufeinander. Dann löste er den angespannten Ausdruck und tänzelte mit lachenden Augen um mich herum, bis auch ich lachte.

Immer wieder bin ich überrascht, wie er Dingen, die mich selbst entsetzen, wie beispielsweise die nachlassende Kraft meiner linken Hand, die Schwere nimmt. Es war 2011 an einem verfrühten Sommerabend im April. Abends saßen wir auf der Terrasse, seit zehn Jahren waren wir zusammen. Ich griff nach einem Apfel, der auf dem Tisch lag, und wollte einen Bissen nehmen. Schon das Greifen vollzog ich unsicher. Doch schließlich hielt ich ihn fest in der Hand. Als ich ihn aber zum Mund führen wollte, ging nichts mehr. Der Apfel schlingerte in einem Zickzackkurs. Ich legte die zappelnde Hand wieder auf den Tisch. Dieser Kontrollverlust bestürzte mich. Sandro imitierte die Schwierigkeiten und warf den Apfel jonglierend in die Luft. Hoppla, ins Leere gegriffen, den Apfel gerade noch gefangen. Wir lachten beide schallend.

Epilog

Ein Leben im Rollstuhl – ein vorläufiges Fazit

Einen liebevollen Blick auf mich selbst entwickelte ich erst mit der Zeit. Unter Tränen.

Was mir in diesen Jahren der Trauer half, waren Freunde, die mich schätzten und liebten, ohne Wenn und Aber. Gespräche, unaufdringliches Reden über die Erkrankung, in denen ich über die Behandlung, meine Ängste, den Alltag sprechen konnte, waren von unschätzbarem Wert. Ich wünschte, ich hätte offener darüber gesprochen. Aber ich war anfangs zu geschockt gewesen und hatte es nicht wahrhaben wollen, dass ich chronisch krank war.

Viele erschraken, wenn ich zu Beginn meiner Krankheit stolperte. Und ich stolperte nicht einmal, so wie jeder manchmal stolpert. Ich hob die Füße nicht automatisch hoch und blieb öfter als andere an einer Unebenheit hängen. Und dann noch einmal, und bei der nächsten Erhebung im Pflaster aufs Neue. Die einen lachten laut auf, überspielten den Schreck und ihre Unsicherheit, die anderen liefen weiter, als wäre nichts geschehen. Wenige hakten mich unter, und wir schritten gemeinsam aus. So hatte ich Halt.

Reagierten Unbekannte auf diese Weise, überwältigte es mich jedes Mal. So wie einmal beim Tanken: Eine ältere Rockerbraut, die gerade dabei war wegzufahren, stieg wieder vom Motorrad ab, als sie sah, wie wackelig ich das Tankhäuschen ansteuerte. Entschieden griff sie mich am Arm und begleitete mich in den Kassenraum.

Die ersten Jahre mit der Krankheit waren nicht nur für mich als Betroffene, sondern auch für Freunde und Familienmitglieder schwierige Jahre. Eine Kleinigkeit reichte – und ich zog mich zurück, reagierte unwirsch, wirkte dabei oft aggressiv. Ein scheinbar harmloser Satz, der in meinen Ohren fordernd klang, und ich fühlte mich bedrängt, antwortete gereizt. Urplötzlich wurde ich dann von Dr. Jekyll zu Mr. Hyde. Oft wurde ich ohne offensichtlichen Grund richtig wütend. Das geschieht leider bis heute. Inzwischen weiß ich, dass ich so reagiere, wenn ich erschöpft bin. Dann bin ich unwirsch, und große Wut erfüllt mich – nicht auf den anderen oder die andere, sondern auf die momentane Situation. Ich bin sauer, weil ich nicht mehr so kann, wie ich möchte. Dies geschieht nicht bei etwas, von dem ich mich schon lange verabschieden musste, sondern wenn ich unerwartet etwas nicht schaffe, was ich normalerweise kann.

Dann hilft es mir, wenn mir der Mechanismus bewusst wird. Dann sollte ich innehalten, mich entschuldigen und sagen: »Ich merke gerade, dass mir alles plötzlich zu viel wird – ich brauche eine Pause.«

Freunde, Eltern und Geschwister sind nicht die geeigneten Personen, um die besten Strategien im Umgang mit einer Krankheit wie der Multiplen Sklerose zu entwickeln. Heute würde ich mir viel schneller psychologische Unterstützung von außen holen, als ich es damals tat. Die erste Therapeutin, der ich 1993 nach der Halbseitenlähmung in der Uniklinik Köln begegnet war, hatte allerdings keinen Zugang zu mir gefunden. Ich war in Tränen ausgebrochen, und sie hatte mir zu mehr Geduld geraten. Fürs Erste hatte ich genug von Psychologen.

Erst in Berlin, als ich mich eingehender mit der MS auseinanderzusetzen begann, machte ich eingehende Erfahrungen mit einer Psychotherapie. Rückblickend war ich in den ersten vier bis fünf Jahren der Krankheit ein einziger verzweifelter Schrei nach Hilfe: »So helft mir doch! Wieso hilft mir denn keiner?« Als ich merkte, dass ich mir selbst Hilfe suchen musste, ging ich zur erstbesten Therapeutin, die ich fand. Anstatt mir mehrere Personen anzusehen und mit ihnen zu reden, ging ich zweieinhalb Jahre zu einer Ärztin und machte bei ihr eine tiefenpsychologische Gesprächstherapie. Es war leider meist kein Gespräch, sondern ein Monolog. Ich kam, setzte mich auf einen Stuhl und weinte. Nach fünfundvierzig Minuten ging ich völlig erschöpft nach Hause. Ich rate jedem in einer ähnlichen Situation davon ab, eine solche tiefenpsychologische Therapie zu machen. In meiner Verzweiflung brauchte ich es nicht, Erlebnisse der Vergangenheit zu hinterfragen. Und nachdem ich bei der Therapie monologisiert hatte, musste ich für eine Woche allein mit dem gerade Erzählten zurechtkommen. Anstatt durch die Therapie gestärkt zu werden, wurde ich nur immer schwächer – seelisch, aber auch körperlich, denn die Krankheit schritt voran.

Was mich stärkte, war eine wertschätzende Verhaltenstherapie. Ein solcher Beratungsansatz geht lösungs- und ressourcenorientiert vor. Anderen Betroffenen empfehle ich nach meinen Erfahrungen daher, sich vorab zweier Dinge bewusst zu werden: Welches Ziel soll durch die Therapie erreicht werden, und wie soll dies geschehen, nach welchem Ansatz?

Wer eine chronische Krankheit wie Multiple Sklerose hat, für den ist es unabdingbar, sich ein vielfältiges und breites Informations- und Unterstützungssystem zu verschaffen. Bei mir hat es lange gedauert, bis ich einem Arzt wie Professor Neuwied begegnete. Er war nicht nur fachlich hervorragend, vor allem traf er den richtigen Ton; er war empathisch. Die Arzt-

Patient-Hierarchie löste sich auf. Ein Satz, den er sagte, ist mir so wichtig, dass ich ihn noch einmal wiederholen möchte: »Frau Unger, vergessen Sie nicht, Sie sind die Expertin.« Einen Arzt zu finden, der den Patienten ernst nimmt, ist zwar nicht einfach, doch es lohnt sich und ist für eine erfolgreiche Behandlung unabdingbar. Während ich diese Haltung verinnerlicht habe, neige ich dazu, den anderen Satz zu vergessen, den er mir ans Herz legte: »Ein Drittel genügt, Frau Unger.«

Leider kann ich kein allgemeingültiges Rezept empfehlen. Jeder Betroffene muss sich auf den mühsamen Weg begeben. Ich selbst war lange Jahre am Straucheln, hatte keinen Halt. Das Schwierigste, womit jemand, der an MS erkrankt ist, umgehen muss, stellt die dadurch bedingte Lebensunsicherheit dar. Dazu gehört die ständige Bedrohung, dass sich durch die Multiple Sklerose der Gesundheitszustand verschlechtert. Damit meine ich nicht nur die Möglichkeit, einen weiteren Schub zu bekommen. Da ich bereits »vorgeschädigt« bin, merke ich Schwankungen der Tagesform, die bei mir oft klimatisch bedingt sind, aber auch Schwankungen in neurologischer Hinsicht. In beiden Fällen gibt es nur eins: Man muss versuchen, in der Haltlosigkeit Halt zu finden – es aushalten.

Auf eines kann ich mich aber verlassen: Alles ist ständig im Fluss. In schlechten Momenten hilft es mir, wenn ich denke: Jetzt ist es so, morgen sieht es anders aus. Dabei soll man sich auch immer vor Augen halten, was und wer einen stärkt und Halt gibt.

Die ersten Jahre habe ich neue Formen der Körperarbeit ausprobiert – Feldenkrais, Yoga, Qigong, aber auch Akupunktur, Shiatsu, Osteopathie, Vojta (eine Behandlungsmethode für das zentrale Nervensystem und den Bewegungsapparat, die – wichtig bei MS – darauf abzielt, angeborene Bewegungen erneut zu aktivieren). Vieles hat mir gutgetan. Dabei haben all diese Möglichkeiten eines gemeinsam: Sie schulen die Aufmerksamkeit. Ich habe diesen Weg durch die Arbeit bei Marianne gefunden. Durch die Körperarbeit nach Elsa Gindler, die ich jahrelang machte, schärfte sich meine Wahrnehmung. Ich erfuhr dadurch etwas Wesentliches, das schon viele kluge Leute verbreitet haben: Das Leben findet im Jetzt statt, nicht gestern oder morgen. Ich lernte, den Augenblick zu leben, die ganze Fülle, die ein Moment offenbart. Eine solche Sicht beinhaltet das Wort »Dasein«: Da-Sein.

In unserer Selbsthilfegruppe sprachen wir viel über Bücher, die sich mit unterschiedlichen Blickwinkeln auf Krankheiten auseinandersetzten. Einige Autoren berichteten darüber, wie sie sich selbst heilten, den Krebs oder sogar auch MS durch Ernährung besiegten, alte Verhaltensmuster hinter sich ließen. Oder sie beschrieben die Krankheit als »Weg«. Solche Bücher ließen mich stets wütend zurück. Was sollte ich denn mit dieser Sichtweise? Toll! Ich wollte nicht durch die MS verändert werden. Ich wollte mein voriges Leben weiterführen.

Doch mit dem Älterwerden änderte ich meine Meinung. Bei vielen Verhaltensmustern hat mir tatsächlich die Multiple Sklerose den »Weg« gezeigt. Lange hielt ich an Altem fest, bis ich spürte, dass es mir nicht mehr bekam – zum Beispiel das Rauchen. Die meisten Frauen in der Selbsthilfe hatten aufgehört zu rauchen, als sie die Diagnose erhielten. Ich liebte es, eine Zigarette in der Hand zu halten, und auch trank ich bei passenden Gelegenheiten gern. Doch mit dem Rauchen und einem übermäßigen Alkoholgenuss auf Partys habe ich inzwischen aufgehört. Denn tat ich beides, konnte ich mich hinterher schlechter bewegen. So ließ ich es bleiben. Einfach so – und ich vermisse nichts. Worum mich viele beneiden, das hätte ich gern anders erfahren, dazu hätte ich nicht unbedingt an MS erkranken müssen.

Wenn ich einen Rat geben kann, dann den, auf die eigene innere Stimme zu hören. So wusste ich, dass die Entscheidung für Valenciennes für mich die richtige war. Auf diese Weise gestaltete ich mein Leben selbst. Und wer weiß, ob ich ohne diesen Schritt mein Studium so schnell abgeschlossen und dann noch eine Promotion angehängt hätte? Auch die Entscheidung für Berlin ist hier zu nennen. Genauso gut erwies sich fünfzehn Jahre später der Entschluss, nach Dortmund zu pendeln, um dort meine erste Stelle anzutreten. Ohne diese Erfahrung hätte ich anschließend nicht meinen momentanen Job in Berlin gefunden.

Auch wenn ich mich im Alltag inzwischen sehr gut eingerichtet habe, bleibt MS eine chronische Krankheit. Unverhofft kann selbst nach Jahren ein Schub kommen, der mich wieder zurückwirft. Dann gilt es, nicht zu hadern, sondern es anzunehmen und mir genügend Ruhe zu gönnen. Es ist nicht immer einfach, aus dem Leben gerissen zu werden, aber ich versuche die Perspektive auf das zu richten, was mir Energie und Kraft gibt.

»MS – ist das nicht die Krankheit mit dem Rollstuhl?« Als ich einst diesen Satz hörte, hatte ich mir nicht vorstellen können, im Rollstuhl zu sitzen und deswegen nicht unglücklicher zu sein als andere. Im Gegenteil.

Dank

Mit diesem Buch möchte ich allen Menschen danken, die mich auf meinem Weg begleitet, unterstützt und ermutigt haben: Antje, Carmen, Christiane, Heike, Katrin, Wolfgang und Peggy, Oliver, Jean-Claude, Michi, meine Familie und so viele andere, die stets bei mir waren.

Ohne sie wäre es schwer gewesen, trotz allem meinen Kopf über Wasser zu halten.

Dank an die ersten Leserinnen C und P, die mich bestärkten, meine Erfahrungen niederzuschreiben. Britta Hansen vom Diana Verlag und Michaela Röll von der Agentur Petra Eggers glaubten von Anfang an das Buchprojekt. Ein Dankeschön auch meiner Lektorin Regina Carstensen, die dem Schreiben mit fortwährendem Überblick eine sichere Orientierung gab.